図解　白内障かなと思ったら読む本

はじめに

白内障――それは、加齢によって目の中でカメラのレンズのような役割を担う水晶体が白く濁り、視力が低下する病気です。

60代で約半数、80代に至ってはほぼ全員が、程度の差こそあれ白内障にかかります。

高齢化に伴い今後ますます罹患者数が増えると予測され、今や「目の国民病」と言っても過言ではありません。

人生１００年ともいわれる令和の時代、まだまだ現役で仕事に趣味に社会活動に、第二の人生を謳歌したい人はたくさんいるでしょう。しかし、人間は情報の8割を目から取り入れているといわれており、見えにくくなることはやる気や楽しみ、人生の張り合いを奪いかねません。

でも加齢だから仕方ないと諦める必要はありません。白内障は10分程度の手術で根治でき、以後一生にわたり、くっきりとよく見える目を手に入れることができます。白内障の手術が行われるようになってから半世紀ほど経ちますが、今日では器具や術式などの発展によって、痛みや合併症のリスクといった患者さんへの負担は格段に少なくなっており、安全性も高まっています。一昔前と比べ、手術を前向きに考える患者さんも増えてきたと、私も日々の診療を通じて感じています。

より身近になりつつある白内障手術ですが、一方で、白内障手術を安易に考えてしまう患者さんが多いという実態も見逃せません。

例えば、手術時間は10分程度、日帰り手術ができる医院も多いことから、「白内障手術は簡単だ」と思われがちです。しかし実際は、手術の切開には顕微鏡を使用するとはいえ０・１㎜単位の精密さが求められるため、医師の腕が問われます。また、目に入れるレンズはたくさんの種類があり、一人ひとりに合ったものを選ぶには高い検査技術と医師の見立てが必要ですが、決まった一定のレンズしか取り扱っていない医院も少なくありません。

白内障手術を受けるのは一生に一度きりです。そしてその一度に、その後の見え方がかかっています。病気のことも手術のこともよく分からないまま、医師にいわれるままに手術を受けた結果、思ったほどよく見えなかった……といった後悔は、誰もしたくないはずです。

納得いく手術を受け、大満足の見え方を手に入れるには、患者さん自身が白内障という病気のことや治療のこと、医療機関選びのポイントを知っておくことが大切なのです。

私は、九州大学病院眼科病棟主任、九州北部地区有数の総合病院である国立病院機構小倉医療センターの眼科医長を務め、米国ロサンゼルスのVA Greater Los Angeles Healthcare Systemへ留学。国内だけではなくアメリカの高度かつ先端的な治療法を学び研鑽を積みました。さらに国内有数のトップ眼科医たちと交流を深め、今でも常に手技や情報を更新しています。

最新鋭の設備と丁寧な手技で、高精度かつ合併症リスクを極限まで抑えた手術メソッドを確立しており、ほかの病院で対応困難な硝子体手術や網膜疾患等の難治症例も数多く受け入れています。

そのような私の今までの臨床経験と実績を活かして、今回、自分は白内障かもしれないと思っている人から、実際に診断を受けた人まで、そしてご家族の方々に向けて、白内障と白内障手術について、解説する書籍の出版に至りました。

本書では、白内障の症状やメカニズム、治療法、医療機関選びのポイント、といった白内障に関する内容を図解を交えて網羅的に説明しています。視力に不安のある人でも読みやすいよう、文字を大きくし、図版をたくさん入れるなど、分かりやすさを心掛けました。

本書が、白内障が気になるすべての方々の道しるべとなれば、これに勝る喜びはありません。

目次

第2章

白内障ってどんな病気？ 白内障が起こるメカニズム

第5章 知っておけば安心！ 白内障手術の流れ

第6章　症例紹介
見え方が変われば人生が豊かになる

第1章

その症状、白内障のサインかも?

こんなトラブル、ありませんか?

歳を重ねていくほどにあれもこれもと気になってくる体の悩み。眼も例外ではありません。

老眼をはじめ、加齢による眼の衰えの陰には、さまざまな病気が潜んでいる場合があります。そのなかでも代表格といえるのが「白内障」です。

腰痛や関節痛などと違い、白内障にかかっても痛みや変形といった明らかな異常が現れるわけではありません。それどころか、発症していることに気づかないまま、数年~十数年と過ごしている人も多いのです。ある日を境に突然見えなくなる、というものでもなく、少しずつ少しずつ見え方が悪くなっていくので「何となく見えにくい。でも歳をとったらこんなものかな」と、やり過ごしてしまいがちなのです。

これは、日々鏡を見ながら「シワが目立ってきたなあ。歳だから仕方ないか」と思っているうち、何年か経つといつのまにかシワが深く刻まれ、その数も多くなっているのに似ています。

シワは放っておいたとしても体に差し支えることはありませんが、眼はどうでしょう？　出歩くとき、運転するとき、作業するとき……眼は生活のあらゆる場面で使います。見えにくさを放っておくことは、ブレーキの甘い自転車に乗り続けるようなもの。そのままにしていて何かアクシデントを起こしてしまってから、ブレーキを直しておけばよかった、と後悔してもあとのまつりです。眼も同じように、もし、見えにくいために大怪我をしたり、あるいは人に危害を加える事態になったりしたら、「歳だから仕方ない」ではすまされないでしょう。

近年は「アクティブシニア」という言葉も定着し、第二、第三の人生を謳歌する人が増えています。それに伴い昔に比べて、早いうちから見えにくさを気にして受診する人も増えてきたように思います。それでも眼科医の立場として「もっと早く受診してほしかった」と残念に思うことが少なくありません。

今までの診療で、白内障と診断された患者さんから受診前の状況を聞くと、生活のさまざまなシーンでかなり長い間、見えにくさに困っていた人が多いことが分かります。例えば次のようなケース、皆さんにも思い当たることがあるのではないでしょうか。

車の運転時、対向車のヘッドライトがまぶしくて困ったAさん

キャリア30年のタクシードライバーAさん（62歳）は、1、2年前から夕方以降の運転がつらいと感じるようになりました。理由は「まぶしさ」。日が落ちてきてからの対向車のヘッドライトが眼に入ってくると、周囲がたちまち白くにじんで前が見えなくなる感覚に襲われるのです。ライトを直視しないよう気をつけていても、対向車が近づいてくるたびに視界が悪くなるのを避けることはできません。仕事上安全運転は絶対で、常に気を配っているのに、まぶしいと余計に、事故があってはならないと神経をすりへらしてしまい、その日の仕事が終わるとぐったり。まだまだ現役でいたい一方、年齢的に仕方ないのかなあ、いつまで仕事を続けられるのかなあと不安になっています。

そういえば休みの日の昼間も、良く晴れた日などは日差しがまぶしくちかちかするなあと感じる日が増えたような気がします。白い壁や車のボディに反射した光を

思わず手でさえぎったり、真夏でもないのにサングラスをかけたくなったりします。

ゴルフ中、ボールや芝目がだぶって見にくく、スコアを落としたＢさん

学生時代からゴルフ部に所属し、社会人になってからも付き合いで週末ともなればゴルフ三昧の生活を送っていたＢさん（67歳）。定年退職後、久々に元同僚たちとのコンペに出かけました。

まだ腕は落ちていないぞとばかりに、張り切ってコースに出たＢさんでしたが、ドライバーであれ？ と異変に気づきます。というのも、ヘッドに当てる瞬間、以前ならはっきりと見えていたボールがどうもぼやけてしまい、納得のいくショットにならないのです。

「しまった、眼鏡を作り替えておくんだった」そのときは単に、歳のせいで視力が悪くなったと思い込んでいたＢさん。グリーンにのせたあとも芝目がだぶって見え困ってしまいました。当然、スコアも伸びません。

聞けば同僚たちも似たり寄ったりで「歳とると乱視が進むのかなあ」という人も。

せっかくのゴルフだったのに、消化不良のまま終わってしまいました。

帰宅してスコア表を改めて眺めると、やはり数字や文字がだぶって見えるような気がします。もう以前のようにゴルフを楽しめないのだろうか、とショックを受けています。

趣味の手芸で細かい作業をしているとき、かすんで手間取ってしまったCさん

地域の手芸サークルに週2回通っているCさん（73歳）。年一回の作品展に出品するため、ハワイアンキルトの大作に取り組んでいます。

若いころから刺繍、編み物、パッチワークなど、手芸と名のつくものはなんでも好きで、今ではサークルのリーダー的な存在。ほかの人へのアドバイスも進んで行っていますが、年々、手元がかすんで困っています。「いやだわ、すっかり老眼が進んでしまって」今までに数回、老眼鏡を作り替えているCさんですが、そろそろ止まってもいいのに……と困惑しています。

少し年下の友人に話したら「私もスマホが見にくくて。大きくしても文字がかすむの」と。年齢も年齢だし、疲れやすくなっているのだろう、とこまめに休みながら作業を続けたり、頻繁に目薬をさしたりするものの、一向にかすみ目は良くなりません。作品展まであまり日がないのに、思うように進まず落ち込んでしまい、サークルに行くのがおっくうになってしまう日も。そういえば、同じ年代の人が白内障の手術を受けたと聞いたけれど、自分の眼はまだ黒々としていてその心配はなさそうだし、かすみ目くらいで眼医者にいくのも、と気がひけています。

これらとまったく同じではなくても、「似たような経験がある、どうも見えにくい」と思い当たることがあったら、やはり白内障の可能性が十分にあるといえます。

「白内障＝白く見える」とは限らない

病名に「白」がついていることから、白内障にかかるとものが白く見える、と思っている人も少なくないのではないでしょうか。逆にいえば、ものが白く見えるようになったら白内障だ、と思われがちです。

実際に「白内障です」と申し上げると「白く見えるわけでもないのに、白内障なんですか？」と言われる患者さんもいらっしゃいます。

確かに、ものがかすんで見えたり、まぶしく見えたりするのは「白っぽく見える」と言い換えられなくもありません。しかし見え方には主観が入りますので、「いや、白じゃないよ、黄色だよ」とか「薄グレーっぽいよ」と表現する人もいるでしょう。

つまり、必ずしも「白くみえる＝白内障」ではないのです。むしろ今まで白内障の診断をしてきたなかで、「白くみえて困っている」といった訴えはほとんど聞いたことがありません。先に挙げた「かすむ」「まぶしい」という表現のほうがより実際の症状に近いからだと考えられます。

白内障はレンズの役割を果たす水晶体が変性、劣化し濁るというのが病気の大きな特徴です。多くの場合白く濁るため白内障と名付けられていると聞けば納得がいきますが、しかし、だからといって実際の見え方も白になるとは限らないのです。白内障の進行とともに白く濁っている部分が徐々に広がっていきますが、同時に水晶体全体が黄色く変色していきます。

フランスの有名な印象派の画家、クロード・モネも晩年、白内障に悩まされました。発症してからもモネは絵筆をとり続けましたが、若いころと色彩が変わってきており、それは白内障によるものである、といわれています。

興味深いのはその、色の変化の仕方です。もし白内障でものが白く見えるのであれば、モネが描く絵も白っぽくなっていったことが想像されます。しかし現存しているモネの晩年の作品を見ると、白ではなくむしろ黄色いのです。

実際に、どのような色に見えたのかを本人に確認することはできませんが、白内障によって黄色く見えることが絵に現れているのではないでしょうか。

「白内障は目が白くなる」とも限らない

「白内障」という病名から、「目が白くなったら白内障」と思われている節が大いにありますが、これも誤解です。

確かに、他人から見て明らかに目が白っぽくなっている人もいます。しかしそれは症状が相当進んでしまったケース。かつて、まだ手術の器具や方法が発達していなかったころにはよく見かけられましたが、今ではほとんど見なくなりました。

白内障に関しては、手術とともに検査技術もめざましい発達を遂げています。肉眼では分からない病変も、細隙灯顕微鏡という拡大鏡でしっかり写し出すことができるようになっています。それにより、昔は進行した状態でしか診断できなかったのが、今ではごく初期の段階でも診断が可能になりました。自分は本当に白内障なのかと半信半疑の患者さんにも、白内障にかかっていない眼の画像と比較しながら、ご自身の眼の検査画像をお見せすると、その違いが歴然としているので、すっと腑に落ちるようです。

医師であっても、肉眼で患者さんの眼が白内障かどうかを判断することは、よほど進行しているケースでない限り、困難です。まして一般の方がおうちの鏡を見たときに「あれ、眼が白くなっている」と白内障に気づくケースはまずないといっていいでしょう。そこまで進行しているとしたら、その目はほとんど見えていないので、とっくにまともな日常生活を送りづらくなっているはずだからです。

つまり、白内障を早く見つけるには、日常生活の中でちょっとした見えにくさを放っておかず、早めに眼科を受診することが一番です。白内障は加齢とともに、誰でもかかる病気ですが、歳だから仕方ないと放置するのは、避けましょう。

また、受診によって白内障以外の病気が見つかり、そのために見えにくくなっていることが判明する場合もあります。例えば、高齢の方で、黒目の周りが白っぽくなっている、と言ってこられる方がいますが、これは白内障ではなく、いわゆる老人環と呼ばれる加齢による変性で、病気ではありません。

いずれにしても、見えにくいのは歳のせいだから医者にいくほどではない、と放っておいてしまわないことが重要です。

「まぶしい、かすむ、だぶって見える」が白内障の三大サイン

白内障は必ずしも「ものが白く見えるわけではない」「目が白くなるわけでもない」と話しました。では白内障にかかるとどんな症状が出るかといえば、ほとんどの患者さんに共通しているのが「まぶしい、かすむ、だぶって見える」です。

これらがすべて当てはまる人もいれば、このうち一つ、二つだけ当てはまるという人もいます。

車を運転する方は、事故を起こしたくないことから見え方の変化に敏感で、比較的初期のうちに受診にこられる方が多くみられます。特に、ヘッドライトや街灯、店のネオンが運転の邪魔になるほどまぶしく感じられると訴えてこられます。夜の照明は、健常な眼であれば明るくみやすい環境をつくるはずなのに、白内障ではまぶしくて見にくくなってしまうのです。

白内障では眼でレンズの役割を果たす水晶体が光を乱反射するため、まぶしくなるほかにも、乱視のようにものがだぶって見えることが多々あります。

特に、今まで乱視と言われたことがなかったのに、という人は白内障が原因でだぶりが起こっていると考えられます。にじむ、と表現する人もいます。

一方、もともと乱視がある人でも歳をとってからだんだん強くなってきた、という場合は、もともとの乱視に加え、白内障による光の乱反射が加わった可能性があります。

ゴルフに限らず、屋外でのレジャーや旅行、買い物などで少し遠くのものを見たときにだぶって見にくい場合は気をつけましょう。

白内障にはいくつかのタイプがあり、なかには視力自体はそう落ちていないのだけれどかすんでいる、という見え方もあります。

かすみ目は疲れたときや体調不良のときにもよく起こりますので、一時的なものだろうと放っておかれがちです。しかし、寝ても休んでもかすみが解消されない場合は、疲れや体の具合のせいではなく、白内障が疑われます。

手元の作業時以外でも、「物は見えているんだけど、何となく霧がかかっているような気がする」というのは初期の白内障の人にたいへん多く見られます。

見えていても、白内障は進んでいる

見えにくくなったと受診にこられた方の中には、視力検査を行ってもほとんど視力が低下していない場合があります。そんなとき「なんだ、見えているじゃないか」と拍子抜けし、やっぱり疲れのせいかも、そういえば寝不足が続いていたし……と、一時的な不調だと思い込んでしまう人も少なくありません。

そうした人に、ほかの検査結果もふまえ、白内障ですよ、とお伝えすると「視力は悪くなっていないからまだ大丈夫でしょう?」と軽くとらえられてしまうことがあります。

また、すでに以前白内障と診断されたことがあり、一年ぶりくらいに視力検査を受けてみたら悪くなっていないので「白内障の進行が止まったようだから、治療の必要はないですよね?」とおっしゃる患者さんもいます。

残念ながら、どちらも白内障に対して誤解があります。

白内障の進行と視力は、必ずしも連動しません。例えばある程度かすんでいるとしても、視力検査をすると視力自体は出る、そういう人は意外と多いのです。

検査では誰でも多かれ少なかれ、前方の表示をよく見ようと集中力が働くので、普段の生活でものを見ているときよりも、見え方が良くなることは十分考えられます。また、かすみの中でも視力表が何とか判別できることもあるので、視力検査の結果は良くなるということもあります。でも、検査はほんの数分ですが、日常生活では眠っているとき以外、常に眼を働かせています。そこで常に集中力をマックスに保っていてはそれこそ疲れてしまいます。リラックスしているときでも、かすんだりだぶったりせずストレスなく見えるのが快適な生活には理想といえるでしょう。

それを「ちょっとかすむけど、視力検査は悪くなかった。見えているのだから大丈夫」とやり過ごしてしまうと、どんどん不便になってしまうことは容易に想像できます。「かすむけど見える」ではなく、「見えているけど、かすむ」といったように、不便さを過小評価しないことが大切です。こうした不便さがどんどん増していき、思わぬ事故を引き起こすなど、トラブルのもとになってからでは遅すぎますし、がまんしながらの生活は決して楽しいものではないでしょう。

眼鏡が急に合わなくなったら要注意

白内障と診断されて一年放置していても視力は変わらない、という例もあれば、急に視力が低下しておかしいと思ったら白内障だった、というケースもあります。それこそ、眼鏡を作り替えて何カ月も経たないうちに、もう合わなくなってしまった、などという話もよくあることです。

加齢による眼の衰え、見え方の変化はその多くが「ゆっくり」です。老眼も、最近手元を離さないと見にくくなったなあと思っているうち、だんだんとその距離が遠くなってきて、というのが普通です。

白内障も一般的には数年から十数年かけて進行していきます。だからこそ歳のせいかな、こんなものかな、と放っておかれやすいという難点があります。

しかし白内障と一口にいっても、その内容や進行の仕方にはいくつかの種類があります。その中で、割合は少ないものの、急に進行するタイプもあるのです。

どんな病気でも、急に悪化するものは〝たち〟が良くありません。白内障も、進行のスピードが速くどんどん見えにくくなっていくようなものは、受診が遅くなればなるほど手術の難易度も上がります。場合によっては近くの眼科医院では治療できず、遠方の病院まで行かなければならない、ということも。

もう一つ、眼鏡が急に合わなくなったというケースの背景には、もしかしたら白内障に加え、別の眼の病気が潜んでいる恐れもあります。

視力が低下したり、視野が欠けたりする代表的なものに加齢黄斑変性や緑内障、糖尿病網膜症といったものがあります。いずれも早期に適切な手を打たないと失明につながる危険性が高まります。

また、若いときにスポーツで眼を怪我したことがある人は、白内障も若いうちに発症しやすい傾向があります。この場合も進行が速く、一般的には「その年で白内障？」と思われるような年齢で失明の危機にさらされることにもなりかねません。

眼鏡やコンタクトが急に合わなくなった、ということがもしあれば、白内障も含め眼からの重大なサインととらえ、すぐに眼科を受診しましょう。

歳のせい、疲れのせいと見過ごさないで

見えにくいけれど、まったく見えないわけではないからいいや、とがまんし続けていることでこうむるデメリットは、皆さんが想像している以上に大きいといえます。

戦前の日本人の平均寿命は50歳代でした。そのころは、見えにくさを感じる間もなく寿命が尽きてしまった人が多かったわけです。でも今は違います。男女とも平均寿命は格段に延び、人生100年時代とも言われているなか、単純に考えて人生の半分近くを、眼が見えにくい状態で過ごしていくことになるのです。

ましてや今は、昔は考えられなかったほどの情報量が日々、とびかっています。スマホやインターネットではリアルタイムに、頻繁に、さまざまな情報が発信されており、毎日私たちは新しい情報を目にしています。そのたびに「見えにくいな」「かすむな」などと思っていては、余計な心配を抱えこむようなものですし、楽しみも損なわれてしまうでしょう。

それだけではありません。車の運転やスポーツなどの場では「安全上の問題」もつきまといます。見えにくいことを「仕方のないこと」ととらえないでください。

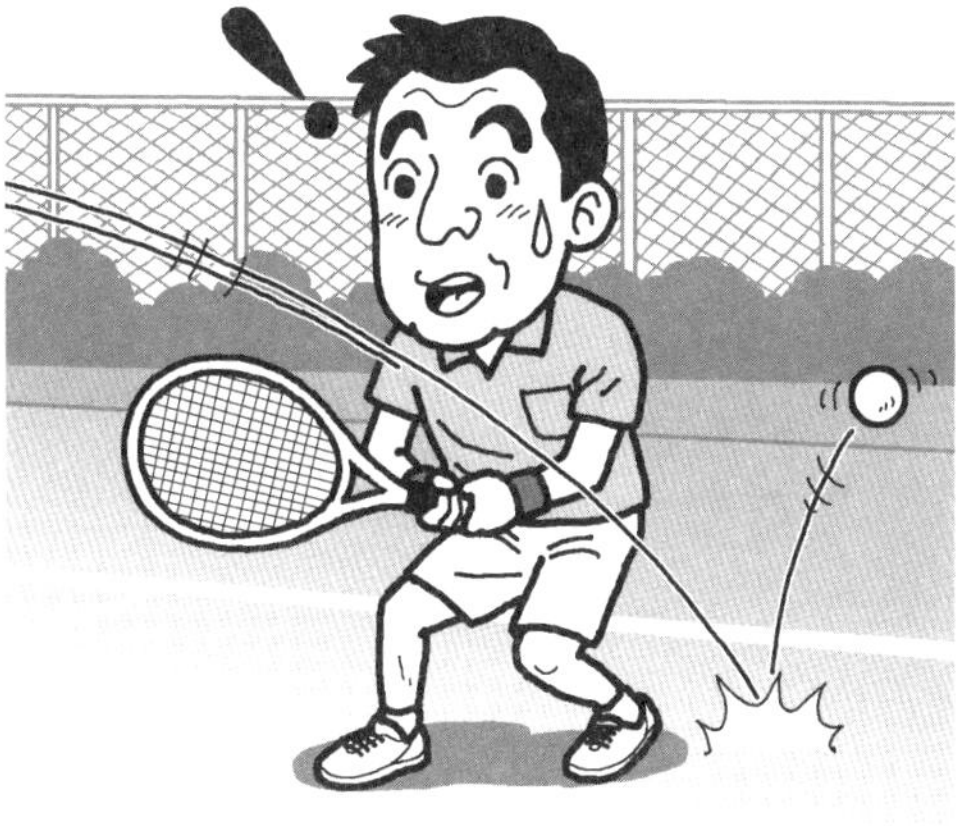

第2章

白内障ってどんな病気？
白内障が起こるメカニズム

まずは眼の構造を知ろう

ぱっちりした目、切れ長な目、目の大きさや形は人それぞれですが、実は眼球そのものは直径約2・4㎝の球形で、個人差はほとんどありません。

一般に黒目と呼ばれる部分は、真ん中が最も黒く、その周囲はやや茶色になっています。その中心部を瞳孔といい、周辺を虹彩といいます。

眼球は強膜という1～1・5㎜程度の白色の壁で構成されていますが、黒目の部分はやや薄くなり、0・5㎜ほどの角膜でできています。0・5㎜でも十分薄い、と思われるかもしれませんが、眼の組織の中では厚みのある、丈夫な膜です。

その角膜の奥に、水晶体があります。なお、水晶体はチン小帯という、毛様体から出ている小さな糸のような組織で、全周を吊られるように支えられています。

眼球の内側には網膜という膜が張られ、その中の視神経線維が集まって束となり脳へとつながっています。眼球の中は硝子体というゼリー状の物質で満たされており、眼の形を保っています。

眼の構造

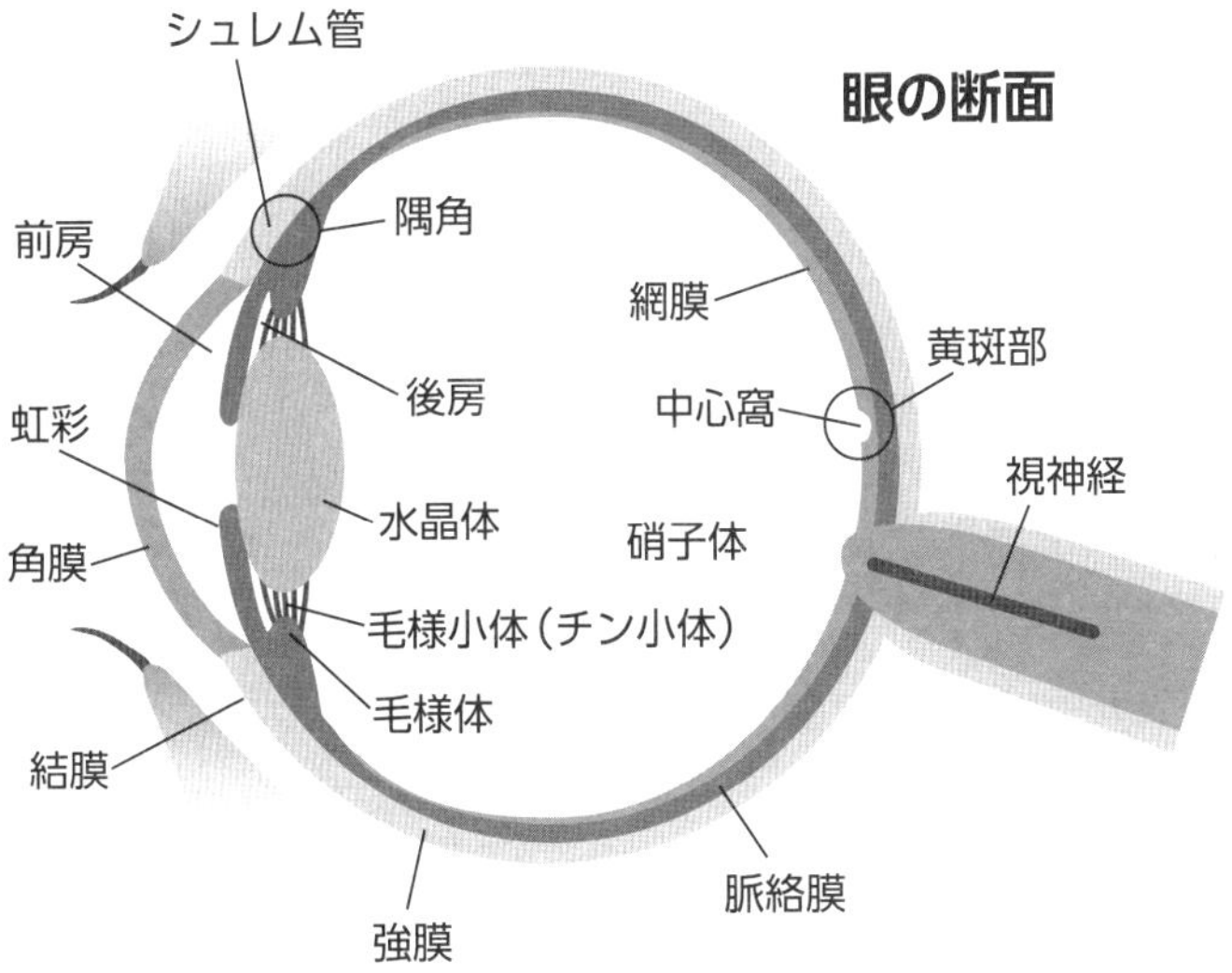
眼の断面
シュレム管
隅角
前房
網膜
黄斑部
後房
中心窩
虹彩
視神経
水晶体
硝子体
角膜
毛様小体（チン小体）
毛様体
結膜
脈絡膜
強膜

ものが見えるしくみ

ものを見るしくみは、カメラの機能にたとえて説明することができます。

外から入ってきた光はまず角膜を通ったあと、瞳孔を通り抜けます。瞳孔はカメラでいう絞りにあたり、目の中に入る光の量が調節されます。まぶしいときには瞳孔が小さくなり、逆に暗いところでは瞳孔が大きくなります。

光は瞳孔から、レンズの役割を果たす水晶体に届きます。毛様体の働きでチン小帯が伸び縮みし、水晶体の厚みを変えピントを合わせます。

こうして外から入ってきた光は水晶体を通ったあとに屈折し、網膜上に像を結びます。網膜はフィルムのような役割を果たしているといえます。

それを視神経が感知し電気信号化して、脳に情報を送ります。それにより私たちは見えたものを認識するのです。眼の組織はどれもとても小さいものですが、どれか一つでも不具合が生じると、見え方が悪くなってしまいます。白内障はその中でも、レンズに当たる水晶体の不具合が原因となって起こるというわけです。

ものが見えるしくみ

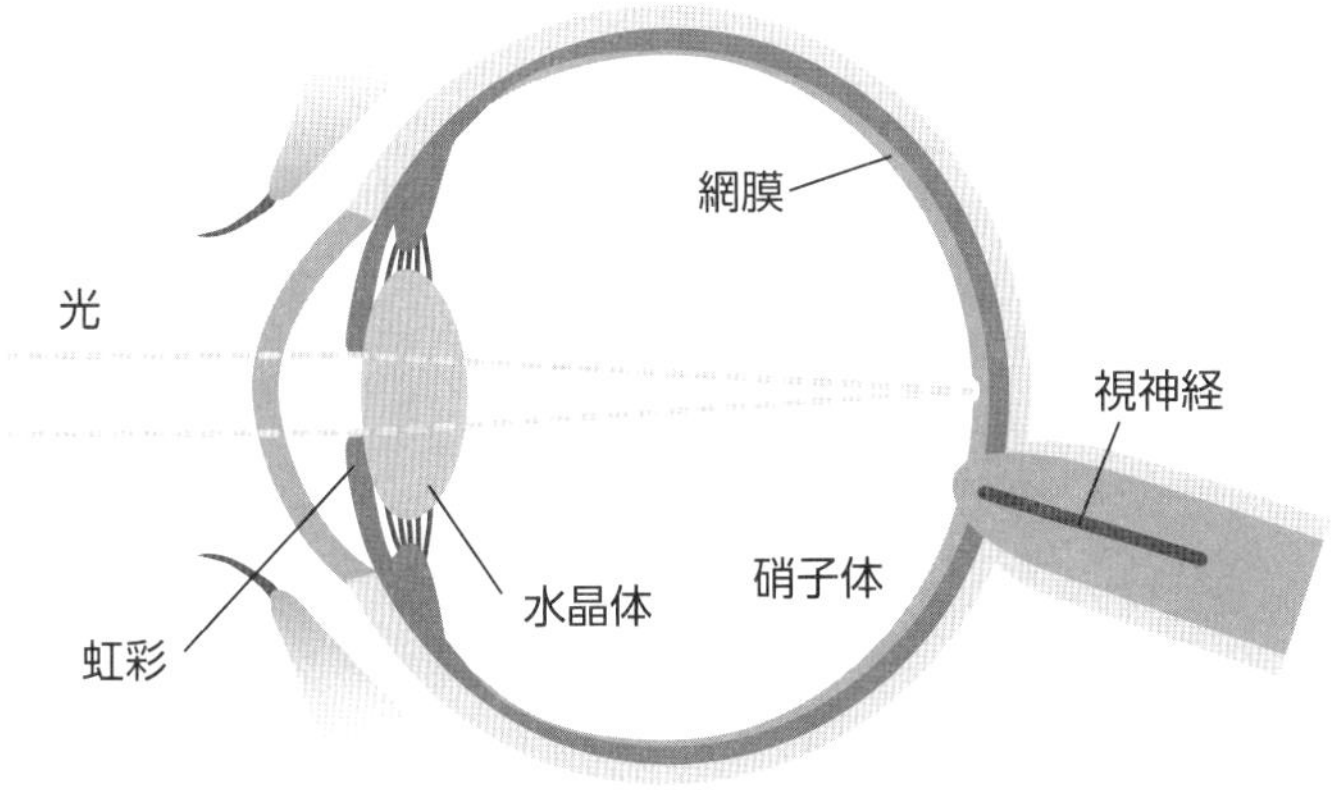

レンズの役割を果たす水晶体とは

ここで白内障を知るうえでおさえておきたい、水晶体の働きについて説明します。水晶体は直径9㎜、厚みは中心部で4㎜程で、虫めがねのレンズと同じような形をしています。主成分はタンパク質で、健康な状態ではほぼ透明です。

水晶体の中心には核というやや硬い構造があり、外側は皮質と呼ばれる2つの構造から成り立っています。また、全体が嚢と呼ばれる薄い膜で包まれています。

水晶体はカメラのレンズに相当すると言いました。でも、機械のカメラとは決定的な違いがあります。それは、「厚みを自分で変えられる」ということです。

カメラのレンズは分厚くなったり薄く伸びたりはしませんが、人の眼の水晶体は、支えとなっているチン小帯が伸び縮みすることで、厚みが変わるのです。近くを見るときには水晶体が厚くなり、遠くを見るときには薄くなります。これによって外からの光は水晶体を通るときの屈折の角度が変化し、網膜に像を結びます。このとき正常であればピントがぴったり合う、というわけです。

また、太陽光のうち人体に有害とされている紫外線を吸収し、眼を守る役割も果たしています。

水晶体の図示と動き

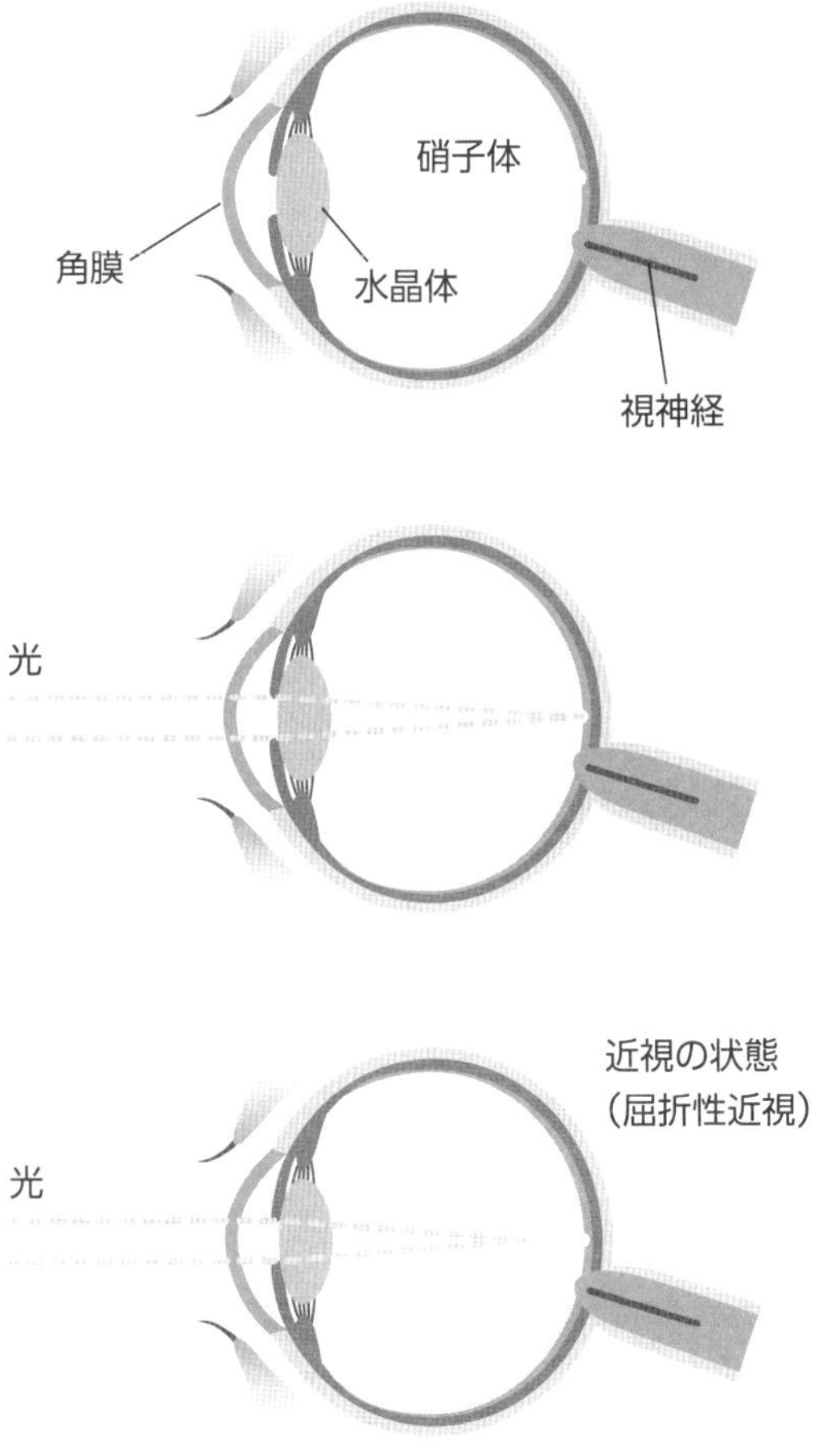

白内障は、「汚れた眼鏡」!?

眼鏡をかけている人なら、寒い日に外へ出たときや、あつあつのどんぶりものを食べたときに「わっ、目の前が真っ白！」なんて経験が一度はあるかと思います。

白内障は、たとえるならば曇った眼鏡、汚れた眼鏡をかけ続けている状態といえます。というのも、レンズの役割を果たす水晶体が、濁ってしまうことが、白内障で起こる大きな異常の一つだからです。光が正常に通っていかず、網膜にきれいな像を結ぶことができなくなるのです。

先ほど、水晶体はおもにタンパク質でできているとお伝えしました。私たちの皮膚や爪も主たる成分はタンパク質です。「若いときよりも肌や爪の色が黄色っぽくなった気がする」のは加齢によりタンパク質が変性、劣化している現れです。

これと同じことが、水晶体にも起こっているのです。

水晶体が濁って見えなくなる

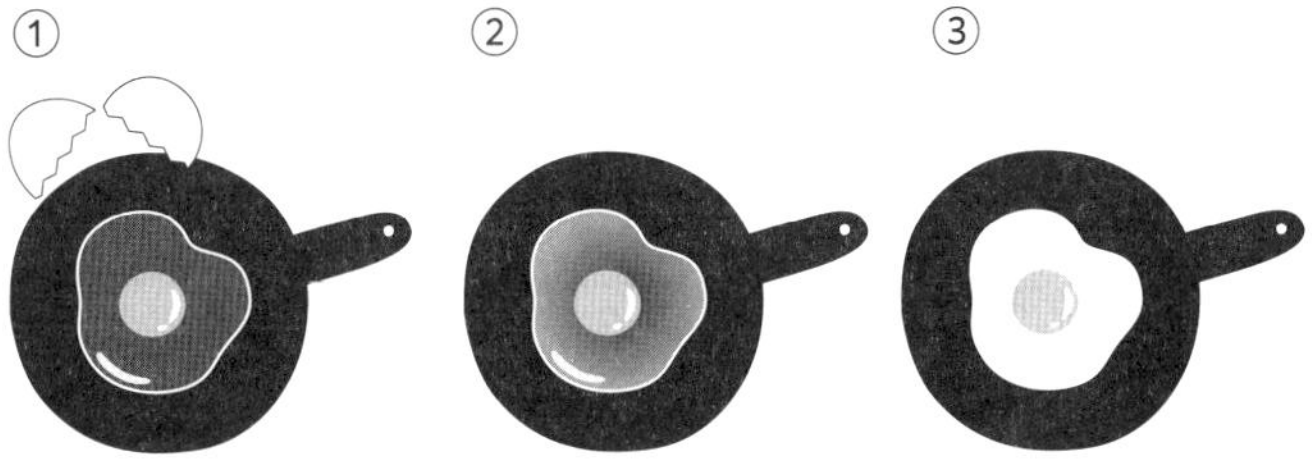

①正常な水晶体は、生卵の白身のように柔らかく無色透明です

②卵の白身に熱を加えると、徐々に白く濁って透明度が下がっていきます。同じように、水晶体も加齢が原因でタンパク質の修復機能が次第に失われ、濁ってきます

③修復機能を失った異常なタンパク質が水晶体の中に集まると、水晶体が濁ります。一度濁ると、透明な状態に戻ることはありません

水晶体が硬くなり、屈折異常が起こる

水晶体は加齢とともに、硬さも増していきます。これもタンパク質の劣化によるもので、皮膚や髪にも現れます。年齢を重ねるごとに肌や髪の潤いがなくなりごわつくのと同じように、水晶体もしなやかさが失われていくのです。

水晶体が硬くなると調整力が低下し、これが老眼となります。屈折力も変化し、人によって異なるのですが、近視になって手元が見やすくなって遠くが見にくくなる、逆に近視がなくなって遠くが見やすくなるという人もいます。今までは手元を老眼鏡で見ていたのに、なくても見えやすくなったら要注意です。

しかもやっかいなことに、均一に硬くなるわけではありません。質にむらができてしまうというわけです。そうなると、厚みもスムーズに変えにくくなり、ピントが合わなくなり、見えにくくなってしまいます。

このように白内障は、最も大きな特徴である「濁り」に加え、水晶体の劣化による「硬化」が進んでしまい、本来のレンズの役割を果たせなくなるのです。

加齢で誰にも起こる「自然な変化」

ものを見るのになくてはならない水晶体。できれば一生劣化しないでいてほしいものですが、残念ながらそうはいきません。

私は患者さんによく、「白内障は白髪と似たようなものです」とお話しします。誰でも歳をとれば白髪は生えてきますし、年齢とともに増えていくのが普通です。

水晶体も歳をとることで、主成分のタンパク質は劣化していきます。劣化というのは嫌な響きですが、そもそも私たちの体は30歳ごろが成熟のピークとされ、それ以降は緩やかに加齢による変化をたどっていくのが普通です。おおむね50代以降、「まぶしい・かすむ・だぶる」といった変化を自覚する人が増えていきます。

誰もが通る道なので、白内障を必要以上に恐れることはありません。それよりも、白内障にかかったあとの人生を、よりよく送るためにはどうしたらいいかを考えていただきたいのです。

80歳以上でほぼ100％が白内障に

白内障は誰でも起こる病気、と言いました。実際にどのくらいの人が白内障にかかっているのでしょうか。

国内では、眼科を受診し白内障と診断された人の割合は、年代別に、50歳代で37〜54％、60歳代で66〜83％、70歳代で84〜97％、80歳以上では100％、との報告があります※1。80歳を過ぎると白内障でない人を見つけるのが難しいのです。

高齢化社会の日本では今やまだまだ若いといえる50代でも、受診者のうち4〜5割の人が白内障と診断されているのです。

ここには、眼科を受診していない人は含まれていません。その中には、見えにくさを感じていてもやり過ごしている人が少なからず含まれると思われます。それを考慮すれば実際には、白内障にかかっている人の割合はここで出ている数値よりもっと高いのではないか、と推察されます。

年齢別白内障発症率

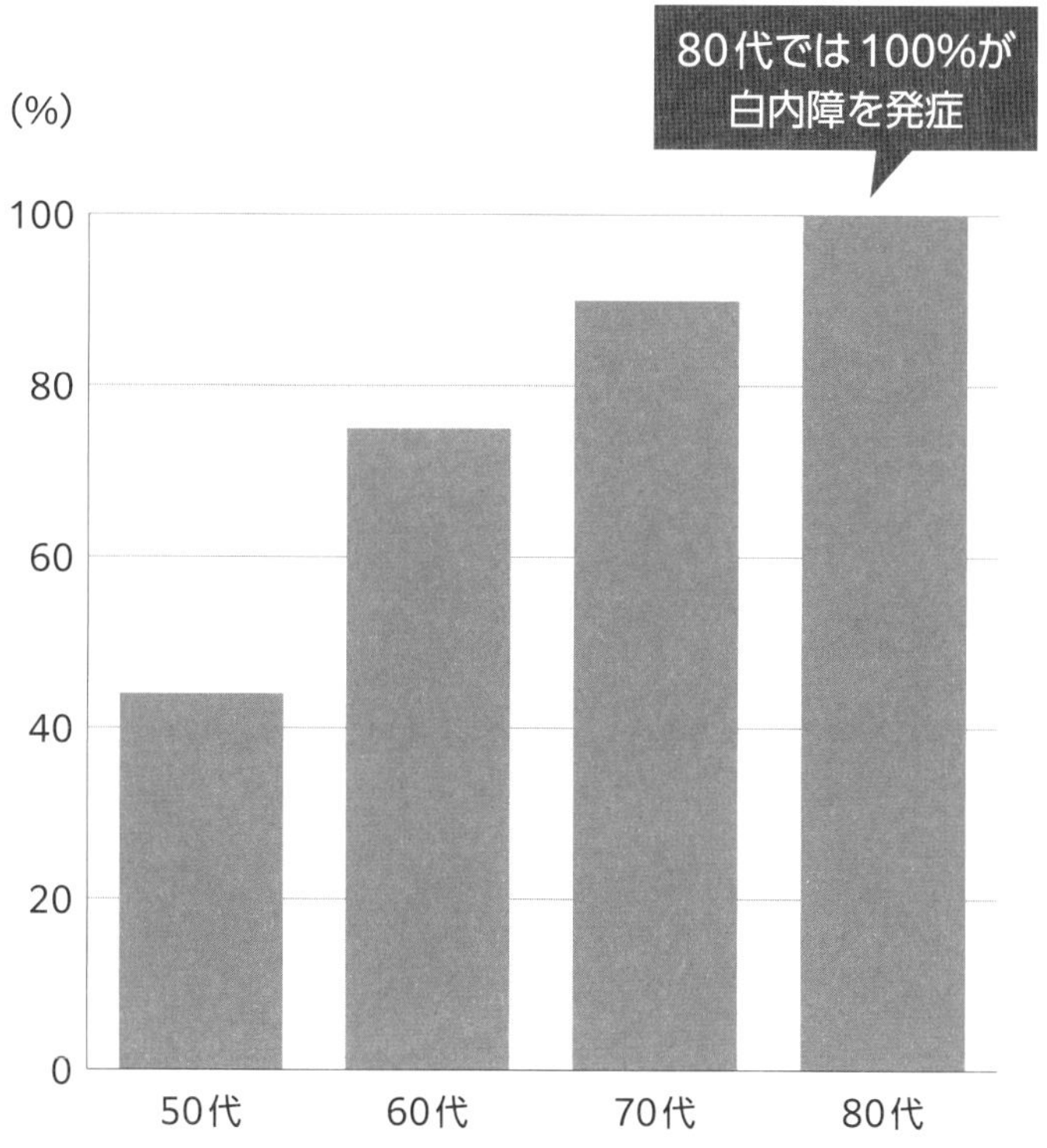

※１「科学的根拠（evidence）に基づく白内障診療ガイドラインの策定に関する研究」
厚生科学研究補助金（21世紀型医療開拓推進研究事業：EBM分野）

少しずつ進み、気づきにくい

体の各臓器や組織の変化は、加齢だけが理由であれば、緩やかに何年もかけてゆっくり進んでいきます。

水晶体も、例外はありますが、基本は年単位で徐々に濁りが濃くなります。また濁りの範囲も少しずつ広がって、やがて全体的に白くなっていきます。

こうした変化は〝一方通行〟、つまり、ひとたび変化してしまうと、後戻りはしません。濁ってしまった部分が、再び若いときのように透明になるということはない、ということです。医学的には「進行性」「不可逆性」といいます。

ただし進行性とはいえ進み方はゆっくり。そのため見え方に慣れてしまいやすい傾向が白内障の患者さんにはよくあります。自分では見えているつもりでいても、5年前、10年前と比べたら格段に見えなくなっている、それが白内障の怖さなのです。

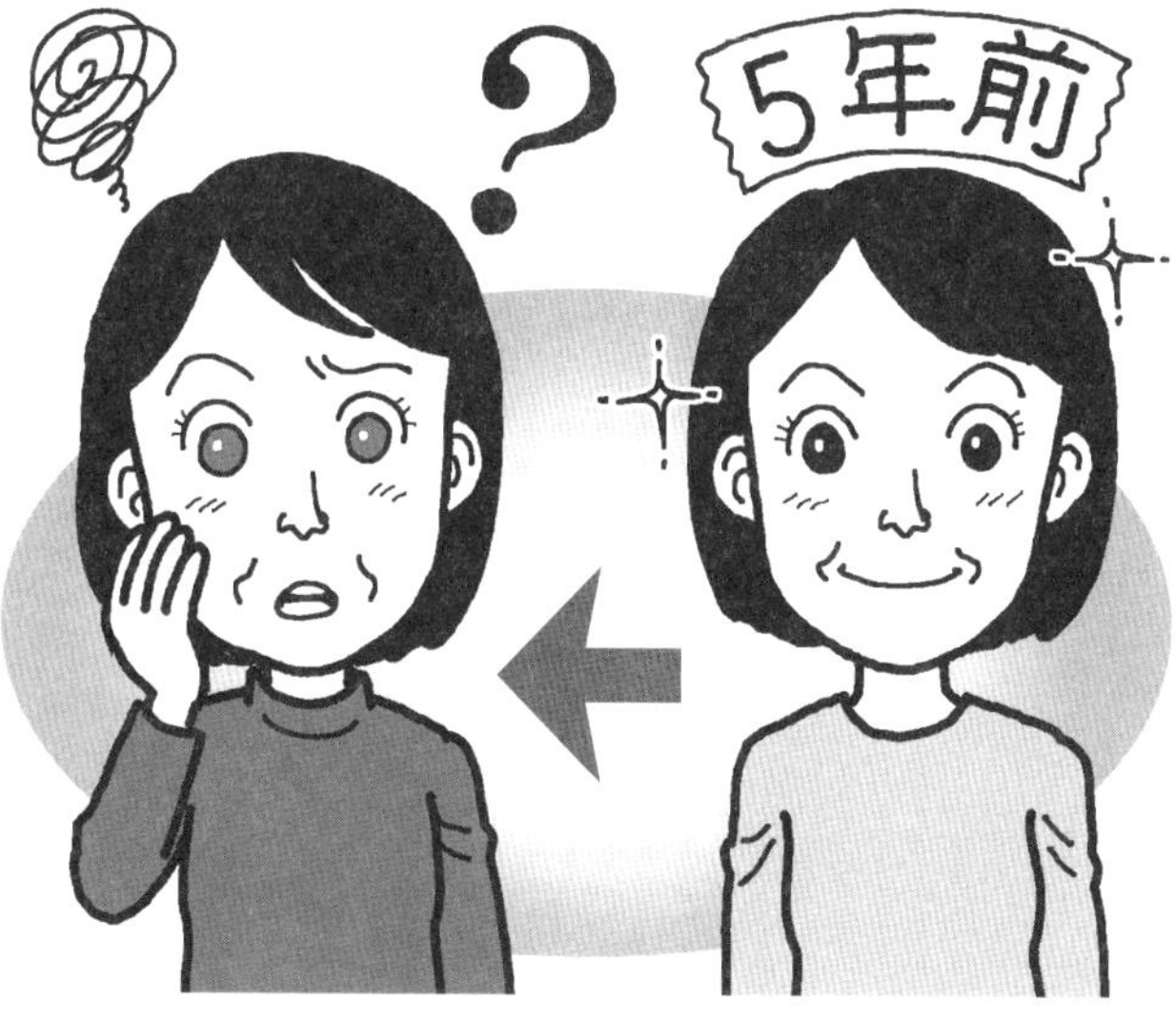
5年前

加齢以外で起こる白内障がある

白内障の最も大きな要因は加齢ですが、若ければかからないのかといえば、そのようなことはありません。数は少ないものの、加齢以外の要因で起こる白内障もあるのです。

代表的なものに怪我（外傷）があります。野球やバドミントンなどのスポーツ時にボールや用具が眼球を直撃したり、勢いよく転んで目を打ったりなどで、水晶体に急激な強いダメージが及ぶと、それが原因でタンパク質の変性が進んでしまうことがあるのです。それがその時すぐに起こるのではなく、10代のときの外傷が原因で40代のときに白内障になるというくらいの時間間隔です。

もう一つ、アトピー体質も白内障のリスクが高いとされています。アトピーの患者さんはもともと炎症を起こしやすく組織が弱い傾向にあります。そうした体質に加え、目がかゆくなったときに、こすったり叩いたりすることで水晶体を傷め、白内障へと進行してしまうことがあります。また、治療で用いるステロイド剤が、白内障の発症に影響するとの指摘もあります。

なお、ぶどう膜炎という眼の感染症にかかると、眼内に炎症を起こし、さまざまな合併症を引き起こします。白内障もその一つで、ぶどう膜炎併発白内障と呼ばれます。

これらの白内障は年齢に関係なく、若くてもかかるので要注意です。

白内障にはいくつかの種類がある

白内障は水晶体の濁りで起こり、加齢による硬化もあいまって進む病気ですが、濁りの部位や濁り方などにより、さらにいくつかの種類があります。それにより、治療の仕方や難易度が変わってくることもあります。

・皮質混濁

水晶体は外側の皮質と、中央の核という2つの構造から成り立っています。皮質白内障は皮質、つまり外側から白く濁っていく白内障です。軽度のうちは、視力そのものは低下がみられないことが多いのですが、光が乱反射しやすくなるため、まぶしさを感じることがあります。

また、病気が進行し水晶体の濁りが中心の瞳孔部分まで及んでくると急速に見えにくさが増し、視力の低下もみられます。

・核硬化

水晶体の中央にある核を中心に変性していくタイプの白内障です。このタイプの白内障では特に核が硬くなっていくため、光の屈折が短期間で変わっていきます。眼鏡を頻繁に作り替えても見えにくい、どんどん近視が強くなっていく、といった人に多くみられます。また、皮質混濁と違って核は白く濁らず黄色や茶色味がかって変色するため、かすみを感じにくく視力も下がりにくいので気づいたときにはだいぶ進行してしまっているということも少なくありません。またそのぶん水晶体がかなり硬くなっています。

核が硬いと、手術の際、水晶体を除去するのに時間がかかったり炎症で回復が遅れたり、場合によっては通常の手術方法ではできない、ということになります。

・後嚢下混濁

水晶体は嚢と呼ばれる薄い透明なふくろに包まれています。後嚢下混濁は、水晶体の後面にある嚢側の皮質がおもに濁ってくる白内障です。このタイプでは非常に速く濁りが強くなっていくため、場合によっては2～3カ月で視力低下を起こすこともあります。

・過熟白内障

白内障が進行した末期の状態を指します。外見からも黒目が乳白色になっているのが分かるほどです。水晶体はガチガチに硬くなる一方、嚢と接している皮質はどろどろの白い液状になるなど大きく変質し、光をほとんど通さないため、視力も著しく低下します。また、ぶどう膜炎や緑内障などの合併症が起こりやすくなり、失明リスクも高くなります。

過熟白内障の段階になると、手術時間が長くなるなど患者さんの負担が大きくなるため、こうなる前に早く受診することが望まれます。

・後発白内障

白内障の手術後、嚢に付着したわずかな水晶体の細胞が増殖するために、嚢に濁りが生じることがあります。これを後発白内障といい、かすみや見えにくいなど、白内障と似た症状が出ます。「手術したのに、また白内障になった」と誤解されがちですが、今までお話ししてきた白内障とは発症のメカニズムが違いますので、再発ではありません。1回1分程のレーザー治療で、痛みもなく完治します。

急に進む白内障もある

白内障は、一般的に進み方はゆっくりです。水晶体の濁りは気づかないうちに始まり、数年から十数年と長い年月をかけて進んでいきます。

しかしゆっくり進行する＝常にペースが同じ、ということではありません。ある段階まできたら急に見えにくくなるなど、症状の出方によっては、スピードが速く感じられる場合もあります。

また、後嚢下白内障はアトピーや糖尿病を患っている人に多く、これらの病状により1年足らずで視力が大きく低下した、というケースも珍しくありません。

数カ月単位で急速に見えなくなるということは、白内障以外にも重大な眼疾患による可能性が大いにあるので、年齢のせいだと思わずすぐ眼科を受診することが大切です。もし白内障と診断されたあとも、見え方が急に悪くなったときは別の病気を併発している恐れがあるので、様子を見たりせず、かかりつけ医に相談しましょう。

進行すると寝たきりのリスクが増加する

私たちは行動するとき、「目視」を必ず行っています。まず目で見て安全を確認してから、前に進んだりものをとったり、日常のさまざまな動作を行います。ですから、目がよく見えていることはとても大事。白内障そのものは、進行しても命に関わる病気ではありません。しかし、見えなくなることで生活上さまざまな危険が増します。白内障を放っておくことは、一言でいって「危ない」のです。

例えば車の運転時、視界が悪いために大事故を起こしてしまったら、それまでの生活が一変することになりかねません。

また、かすみやだぶりなどで、ちょっとした段差でも気づかず、踏み外してしまう恐れがあります。これは家の中でも同じです。高齢になり足腰が弱ってくると、家で転んだりつまずいたりしただけでも骨折を起こしてしまうことがあります。それがきっかけで寝たきりになってしまうケースは決して珍しくありません。

白内障で認知症リスクが高まる？

認知症の前段階である軽度認知障害（ＭＣＩ）では、白内障の手術をした人のほうがそうでない人よりも認知機能が向上した、という国内の研究があります。

認知症そのものの発症リスクと白内障との関係を示すデータはありませんが、ものが見えにくい状態が続けば、視覚から脳への情報が少なくなるので、認知機能にとってマイナスであろうことは十分、考えられます。

テレビや雑誌、本、インターネットなど、見ることで情報を得るさまざまなツールは、私たちの生活のなかに根付いています。これらがよく見えないと、見たものの情報処理も遅くなったり、少なくなったりする、つまり脳の働きも鈍くなってしまうであろう、ということです。

また、白内障が進行すると、昼でもかすみがかって、明るさが十分感じられないケースもあります。私たちは太陽光を浴び、視覚で光を感じ取ることで、体内リズムを整えるしくみをもっています。白内障になるとそれが十分に機能せず、昼と夜のメリハリがつきにくくなってくるのです。

これにより昼でも眠い、とか、逆に夜眠れないなどの不調が出やすくなり、脳の働きも鈍くなるものと考えられます。

怖い「廃用性外斜視」

斜視とは、両眼の眼球の向きにずれがあることを指します。まっすぐ見ているときにどちらかの眼球が外側へ向いていると外斜視、内側によっていると内斜視となります。

廃用性とは、もともと持っている機能が使われないという意味です。つまり廃用性外斜視は、ものを見る機能が損なわれているために、眼球の位置に異常をきたし外側を向いてしまっている状態、と言い換えることができます。

白内障がかなり進んでしまい極度に視力が低下すると、見ようとしても見えないので使われなくなってしまいます。そうなると眼球を動かす神経にも狂いが生じ、外直筋という眼を外側へ向ける筋肉の作用が強く出てしまうのです。

廃用性外斜視になると、白内障の手術をしたとしても眼の向きが元に戻らず、斜視のままになってしまう可能性が出てきます。斜視になると右目と左目が見ている方向が異なるためものが2つに見える「複視」の状態となり気分が悪くなります。眼を動かす神経に問題が生じているため、軽度のときには自然に良くなることもありますが、そうでなければ、斜視手術が必要になることがあります。白内障が治ったあとも不便や見た目の不満が残るので、そうならないためにも白内障は早く治療するほうが良いのです。

右目を正常な位置とした斜視の種類

内斜視

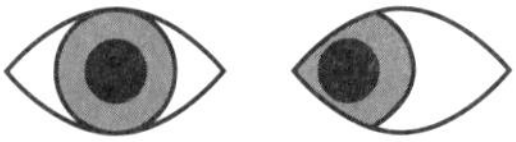

左目が内を向いている

外斜視

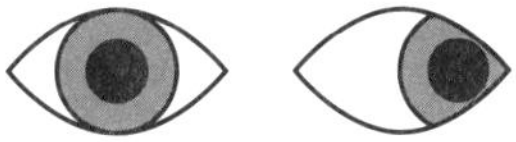

左目が外を向いている

上斜視

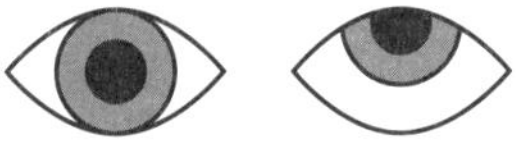

左目が上を向いている

下斜視

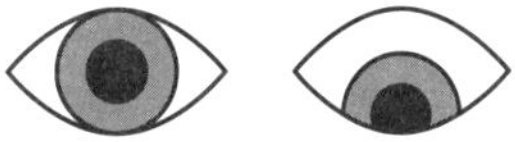

左目が下を向いている

ひきこもりのきっかけに

よく見えないことは、行動の自由が奪われると言っても過言ではありません。そのために、趣味でも家事でも何かしようとする意欲すら失われてしまうものです。

以前は小旅行が好きだったのに、今は景色もよく見えないし電車の乗り継ぎにも苦労するせいで、めったに外出しなくなったとか、趣味のゴルフはボールが見えないためにつまらなくなってしまい、めっきり行かなくなったとか、近所の買い物ですら、値札が見にくい、買いたいものをすぐ見つけられないといった不便からおっくうになった、という話を白内障にかかった本人や家族の方からよく聞きます。

外に出たくなくなり、家にこもりがちになると、人との交流の機会も減ってしまいます。体を動かすことや、コミュニケーションを取ることは良い気分転換になり、精神衛生上もプラスに働きますので、それがないと人はどんどんマイナス思考になり、うつうつ、くよくよしがちになります。何より、生活の楽しみ、生きる張り合いがなくなってしまうのはつらいことです。

やはりハツラツと行動し、人との関わりを持つには、「よく見えていること」が大切なのではないでしょうか。

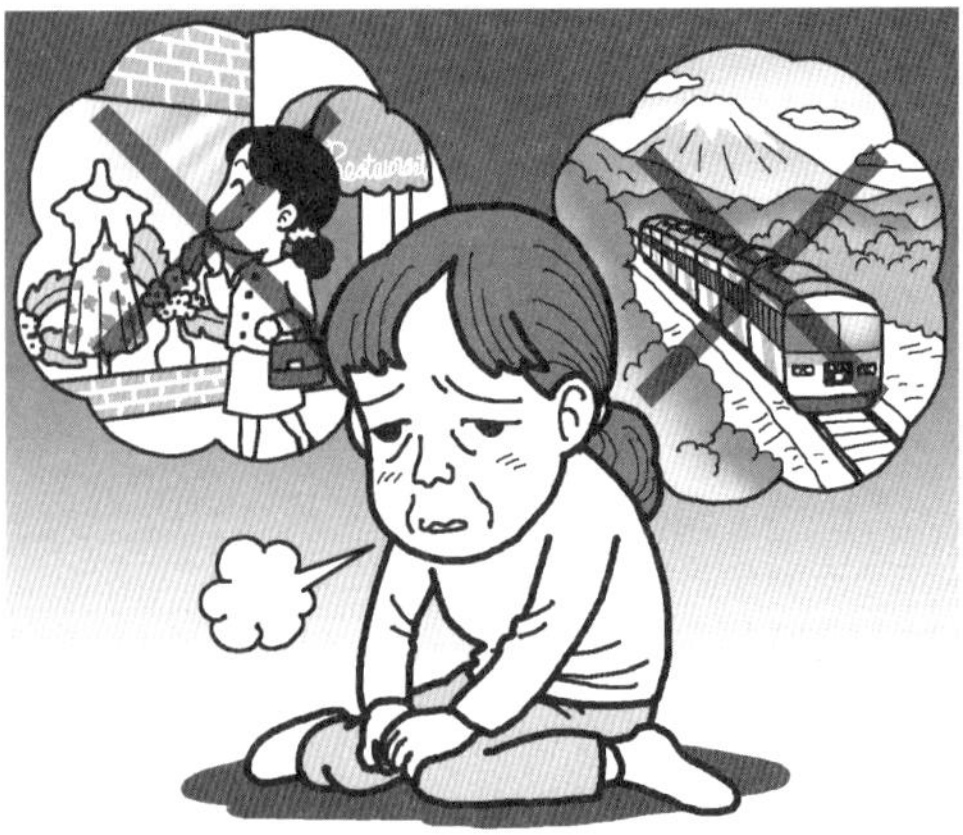

白内障と間違えやすい病気

ここまで白内障の症状や種類別の特徴などについてお伝えしてきました。まだ受診していない人の中には「もしかしたら私も白内障かも」そう思っている人も多いかもしれません。

しかしここで、白内障だろうと自己判断するのは早計です。というのも、白内障とよく似た症状を示す別の病気もあるからです。

代表的なものは次の二つです。いずれも早急に治療を受けないと著しい視力の低下につながる恐れがあります。

●黄斑上膜（網膜前膜）

網膜は眼球の内側を覆っている膜で、神経が張り巡らされており、ここで水晶体を通った光を像として感じ取ります。黄斑とは、網膜の中でもものを見る中心に当たるため、最も重要な部分になります。

黄斑上膜

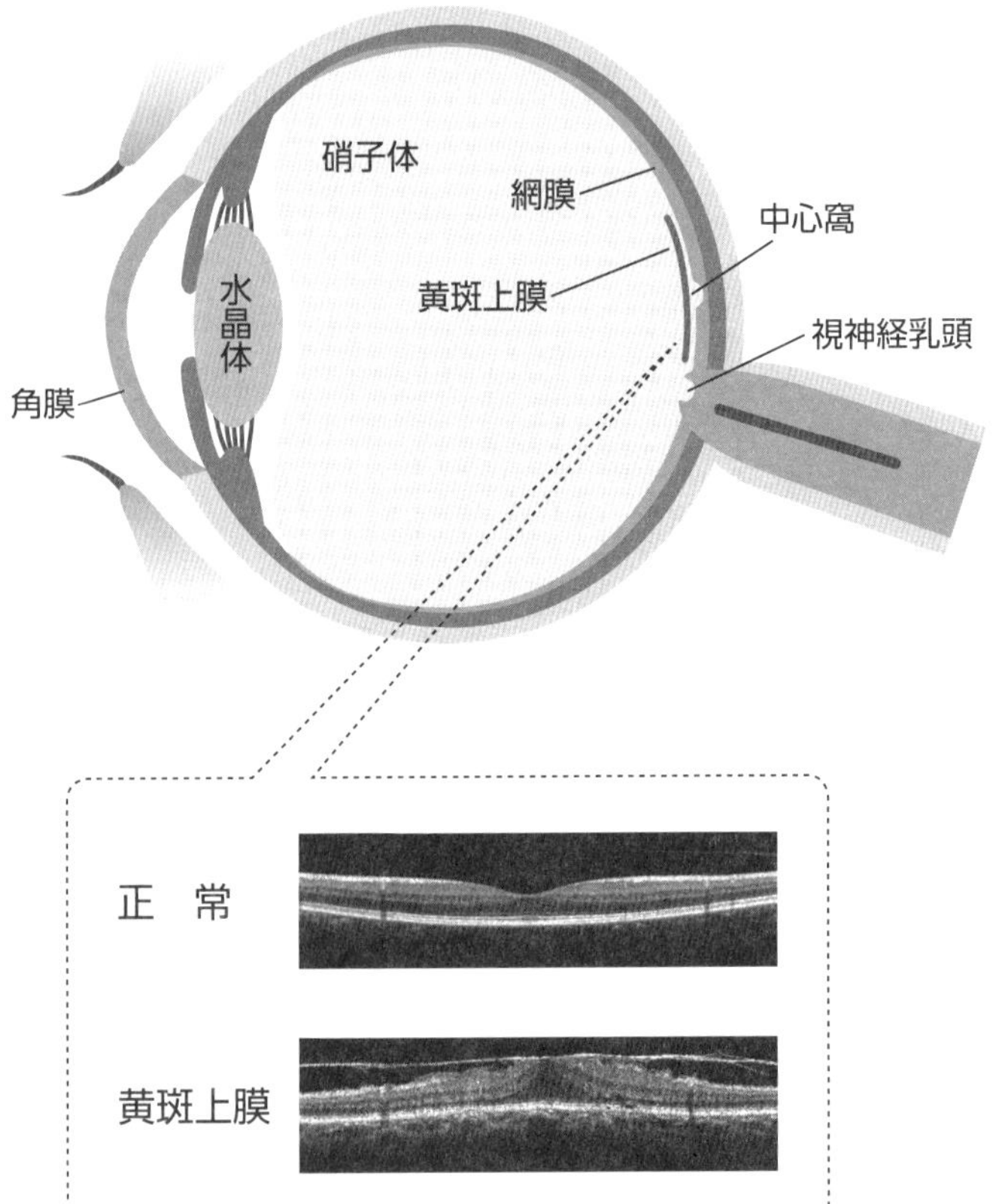

黄斑上膜は、黄斑の上に膜が張ってしまうため、ものが見えにくくなる病気です。眼球の内部は、硝子体というゼリー状の物質で満たされていますが、この硝子体が加齢とともにはがれ、残った硝子体の一部が網膜上で増殖して膜ができるとされています。

膜は少しずつ形成され厚くなっていくので、視力がじわじわと低下していくのが特徴です。白内障による視力の低下も徐々に進行するので、間違えられやすい病気です。痛みや出血もないので受診が遅くなりがちなところも似ています。

特徴的な症状としてものや線が歪んで見えるというものがあります。

●網膜静脈閉塞症

網膜には、神経細胞に栄養や酸素を届け、老廃物を運び出すための毛細血管（静脈）が張り巡らされています。この血管が詰まってしまい、網膜への血流が途絶えるために視機能が低下する病気を網膜静脈閉塞症といいます。

網膜のどこで血管が詰まったかにより、「網膜中心静脈閉塞症」「網膜静脈分枝閉塞症」の2種類に分けられます。

動脈硬化により硬くなった動脈が交叉する静脈を圧迫することで血の流れがせき止められるのが原因です。したがって動脈硬化のリスクファクターである高血圧の人に多く見られることが分かっています。その背景には動脈硬化があるので、生活習慣病には注意が必要です。

この病気になると詰まった血管から血液が溢れ出すなど眼底に出血が起こり、広い範囲に静脈閉塞が起こると視野が欠けたり、黄斑部がむくんでものがゆがんで見えたり、視力が極度に低下します。

一方、軽症の場合はこうしたはっきりとした症状が出ず、なんとなく見えにくいが検査したらこの病気だった、というケースも少なくありません。白内障と間違えやすいので注意が必要です。

網膜静脈閉塞症はひとたび発症すると元どおりに見えるようになるのは非常に困難です。そのため軽症のうちに発見し症状を抑えるとともに、要因となる高血圧や動脈硬化をコントロールすることが重要です。

網膜静脈閉塞症

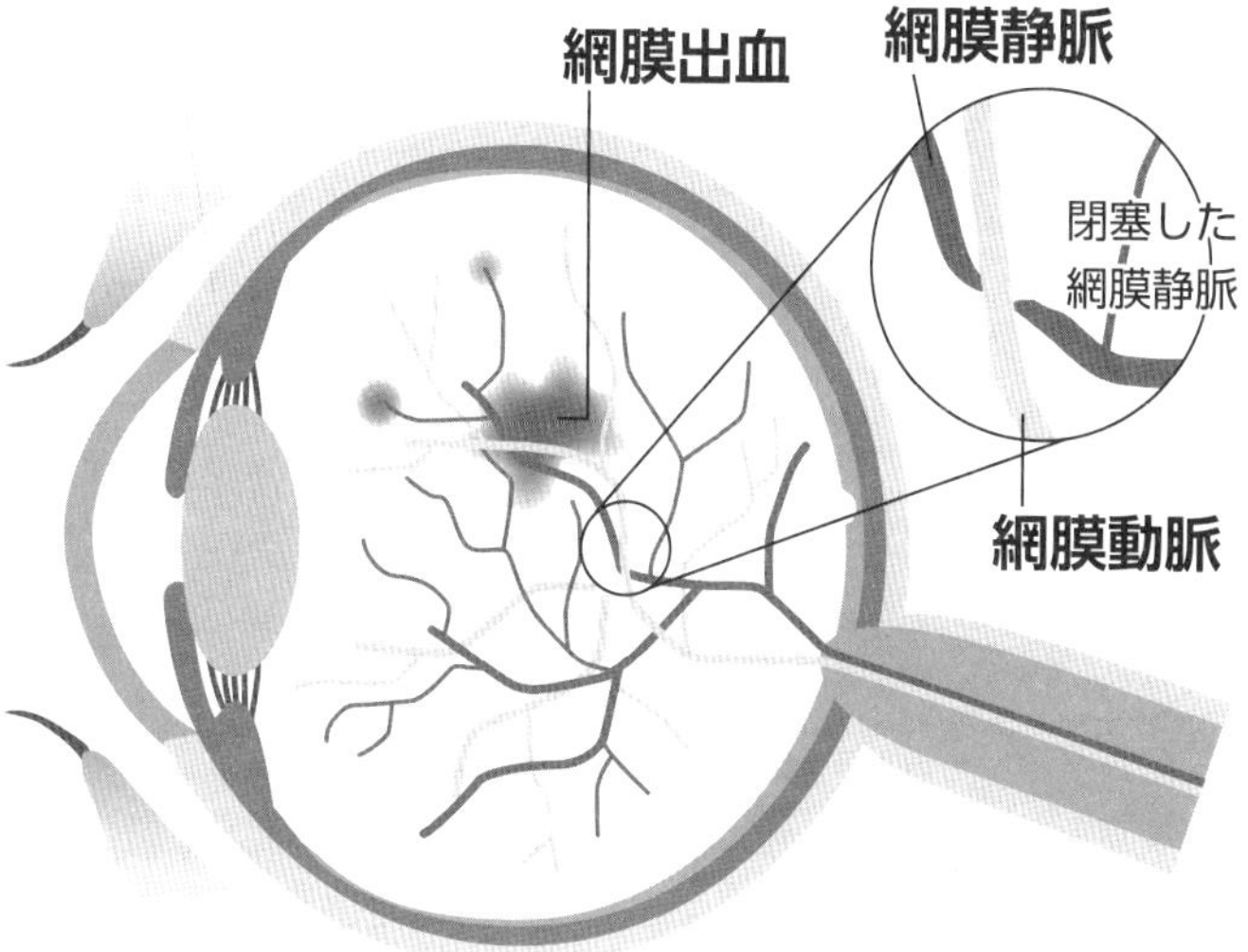

なお、人によっては、これらを単独で発症している場合もあれば、白内障と併せ持っている場合もあります。

自己判断せず、見えにくかったら受診を

「歳だから仕方ない」
「医者に行くほどでもない」
「もうちょっと様子を見てから……」

数ある体の不調のなかでも、眼に関してはよほど痛みや出血などの明らかな異常がなければ、医療機関へ行くのをためらってしまう……そんな人は多いはずです。

日ごろから大勢の患者さんを診ていると、「もっと早くくれば良かったのに」と口から出かかってしまうケースも少なくありません。自己判断してしまうことは眼の健康にとって、最も良くないことです。

白内障もしかり。ただ何となく見えにくい、といったすぐ診てもらわないと困る

ような症状ではないため、受診をつい先延ばしにしてしまう人も少なくないのが現状です。

しかし、これまでお伝えしてきたとおり、白内障を放っておくと、水晶体の劣化が進み、どんどん見えにくくなってしまいます。

それだけではありません。糖尿病網膜症や網膜剥離、網膜静脈閉塞症などの、ほかの病気を合併している恐れもあります。なかには、激痛を伴ったり出血したりして、失明に至る危険性の高い病気もあります。

進行した状態でいざ受診しても、水晶体の濁りが邪魔をして検査時に眼の奥（眼底）の様子が分かりにくくなります。

そのために、先に挙げたような失明の恐れがある病気の発見が遅れることにもなりかねません。

たとえ、白内障の合併症は起こしていなかったとしても、歳を重ねると白内障以外でも、さまざまな眼の病気を発症しやすくなります。まさか自分は、と思っていても、失明につながるような重大な眼の病気が隠れていることも考えられます。

明らかに見えなくなってから、あわてて受診しても時すでに遅しで、回復の手立てがなくなるケースも少なくありません。そうなると悔やんでも悔やみきれません。眼のなかのことは眼科での診察を受けなければ分かりません。見えにくいなと思ったら、早く受診することが大切です。

第3章

「よく見える目」は取り戻せる!
白内障手術ってどんな手術?

治療できるのは手術のみ

白内障のため生じた水晶体の濁りは、薬で取り除くことは残念ながらできません。根本的な治療法は手術のみです。

白内障と診断されても、初期で視力の低下があまりない場合は、目薬を処方することもあります。ただこの目薬は、あくまで進行を遅らせる目的のもので、個人差はありますが目薬をさしても完全に進行が止まることはありません。手術がすぐに決断できない場合の時間かせぎにすぎないといってもいいでしょう。また、進んでしまった白内障や60歳以上の白内障には、目薬の効果はほとんど期待できません。

患者さんからはよく「〇〇がいいとテレビで観たのですがどうでしょう」と、サプリメントの相談をされることがあります。眼にいいとうたわれているサプリメントはドラッグストアや通販などで、配合成分も値段もさまざまなものが販売されています。

しかし、完全に白内障の進行を止めたり、改善したりするサプリメントはありません。

治療するには手術しかないとはいえ、怖い、と二の足を踏んでしまう人は少なくないと思います。まして眼の手術となると、メスなどの器具が見えるの？ とか、柔らかい眼球を切るなんて、大丈夫なの？ とか、痛そう……など、不安でいっぱいになる気持ちも分かります。

でも安心してください。これらについてはすべて、杞憂にすぎません。手術中は器具も見えませんし、麻酔がしっかり効きますので、痛みなどもありません。

患者さんの健康状態にもよりますが、今や80代、90代でも年齢に関係なく手術を受けられます。白内障の手術は半世紀以上もかけてより安全、確実な方法が確立されているうえ、器具や装置の開発も進んでいる分野です。手術時間も10分程度で、患者さんに特別な事情がない限り、今は日帰り手術が主流です。ちなみに厚労省「平成29年　患者調査」から推計すると、全国で毎日２５００人以上が白内障の手術を受けていることになります。

不便になったら、手術は早いほうがいい

白内障は時間とともに濁りが強くなっていく進行性の病気ですが、そのために命を落とすような病気ではありません。そのため、白内障と診断されても、すぐに手術を受けなければいけない、ということはありません。

とはいえ、放っておいても濁りが元に戻らない以上、「手術を受けるなら早いほうがいい」といえます。「怖いから」と手術を先延ばしにする人もいますが、それでは見えにくいことによる不便さも長引かせることになってしまいます。

車の運転をよくする人であれば、50代でも手術を受ける人は大勢います。それ以降ずっと、よく見えるようになり運転が安全にできるのと、先延ばしにして見えにくいまま運転し、事故を起こすかもしれない不安を抱え続けるのとでは、どちらが良いかといえば、答えは明らかでしょう。これは運転に限らず、生活のすべてにおいて当てはまります。

また、白内障の手術は、どんなに方法が確立され、安全性が高いといっても、先

延ばしにすればするほど、手術時の負担や万一の合併症のリスクが高くなることは、お伝えしておかなくてはなりません。

白内障の種類のうち、進んでしまった状態である過熟白内障になると、水晶体がカチカチになったり、水晶体嚢が破れやすくなってしまったりしていることが多く、手術でスムーズに取り出すことが難しくなってきます。場合によっては、とりきれなかった水晶体のかけらが眼の奥に落ちてしまい、硝子体手術といってより大がかりな手術を別途、受けなければならなくなるケースもあります。

また、進行した白内障では、前に述べたとおり、ぶどう膜炎や緑内障といった合併症を引き起こす可能性が高くなります。これらの病気は失明につながりかねませんので、あまり不便を感じていないとしても、早い手術を勧めます。

ここまで進行していれば見え方も当然、相当悪くなっているはずです。いずれ手術を受けるのであれば、こうしたリスクができるだけ少ないうちに受けるほうが良いのは明らかです。

医学書の重症度はあてにならない

「先生、私の白内障はまだ軽症なんでしょうか？　手術はもっと先でも大丈夫ですか？」白内障と診断すると、このように聞かれることがしばしばあります。

もちろん白内障の診断基準や重症度には統一されたものがあり、眼科医はそれをもとに診療を行いますが、こと白内障の手術に関しては、視力が良い、まだ見え方に困っていないからあとでもいい、とは必ずしもいえません。

というのも、白内障は進行、つまり水晶体の濁り具合と見え方が連動しているわけではなく、濁りが少なくても不便な人もいれば、かなり濁っていてもそれほど不便を感じない人もいるからです。

過熟白内障まで進行してしまうと、手術中の合併症の恐れや目への負担が大きいので、たとえ本人が困っていないと言い張っても手術が勧められますが、そうでない場合は、いわゆる医学書に書いてあるような重症度を手術の判断基準にするのではなく、あくまで本人がどれだけ不便を感じているか、で手術するか否かは決めるべきです。

ただし、先に挙げた過熟白内障にまで至っていなくても、医師の判断を優先し早めに手術時期を決めたほうが良いケースもあります。例えば、白内障が原因で急性緑内障発作を起こし短期間のうちに失明することがあります。まだ発作を起こしていなくても、いつ起こしてもおかしくない状態であれば、早期の手術を勧めます。

手術を要するほかの眼科疾患を併せもっていて、白内障手術も同時にできるケースもあります。一度の手術ですめば、眼や体の負担を減らせます。

また、糖尿病がある場合、病状によって、初期の白内障であっても、早めに手術を受けるほうが良いケースがあります。糖尿病の合併症に糖尿病網膜症という失明につながる病気があり、これを早期に発見するには、眼底検査を定期的に受けることが大切です。しかし、白内障が進むとその眼底の様子が検査しても見えにくくなり、発見が遅れる恐れがあるためです。

糖尿病網膜症が進行している恐れのある人は、見え方に不便をさほど感じていなくても、早い段階での手術を考えるほうが良いでしょう。

ただし、すでに網膜症にかかっており、眼球の状態が安定していない場合は、あえて手術時期を遅らせ安定するまで様子をみることもあります。

水晶体を人工レンズに入れ替える

「白内障の手術は、眼を覆っている邪魔な膜をはがすんでしょ？」これは実際、私が患者さんに言われたことです。

白内障になると、目の前にかすみがかかるように見えることが多いので、「眼の表面に膜が張る病気」と思っている人が少なくないようです。

また、手術するために眼球ごと取り出す、と思っている人も中にはいるようです。眼の手術がどのように行われるのか、意外と知られていないものだと思わされます。

白内障は、カメラにたとえればレンズの部分が変性、劣化し性能が落ちてしまっている状態ですから、それを修理するには、レンズを替えればいいわけです。つまり、手術では古くなった水晶体を取り出し、代わりとなる新しいレンズを入れると

手術のプロセス 1	目の表面を切開
プロセス 2	水晶体の核を砕いて除去
プロセス 3	水晶体皮質の除去
プロセス 4	眼内レンズの挿入

いうのが正解です。膝や股関節が悪くなった人が人工関節に置き換えるのと理屈は同じです。

水晶体の場合は、嚢という薄いふくろの中に入っていますので、そのふくろの中に、新しいレンズを入れることになります。ふくろが破れてしまわない限り、外れてしまうことはなく、もともと水晶体があった場所にしっかりおさまります。

もちろん、水晶体を取り替えるために、眼球ごと取り出すことはありません。

手術は一生に一度のみ

白内障の手術は、一度受ければその後一生にわたり、ほかの眼の病気を発症しない限り、見え方が悪くなることはありません。

人工のレンズは劣化の心配がない〝一生もの〟。ほぼ永久的にもつのです。眼鏡のように、曇ったり汚れたりもしませんので、メンテナンスの必要もありません。

人工物が眼の中に入るなんて、大丈夫なの？　と思う人もいるかもしれませんが、先に引き合いに出した人工関節と同じように、人体にとって安全な材料で作られており、周囲の組織を傷つけるようなこともなく、拒絶反応の心配もありません。レンズとは一生のお付き合いになるからこそ、どんなレンズを入れたらいいのかは十分に考え選ぶ必要があります。

一生に一度、たった10分程度の手術でその後の見え方が格段に良くなるのです。

例えば60歳で何となくまぶしさやかすみ眼が気になり、眼科を受診したところ、初期の白内障と言われたとします。その時点で、気になってはいるものの困るほどではないかなと思えば、手術を急がなくてもいいかもしれません。

しかし、気になって仕方がないとか、目のかすみやまぶしさが原因で事故にあいそうになったなど、実際に困ったことがあるのなら、初期であろうと早く手術を受けるほうが良いのではないでしょうか。がまんし続けて80歳でようやく手術にふみきったとしたら、その人は20年分〝損〟をしている、ともいえます。

・白内障は加齢とともに誰もがかかる
・進行性の病気で、ひとたびかかると後戻りしない
・治療は手術のみ
・一生に一度の手術で、その後はずっと良く見える

白内障の特徴を簡単にまとめるとこのようになります。数ある病気のなかでも、手術が最も適している疾患、と言って過言ではありません。

人生は一度きりですから、できる限り健康でコンディションの良い状態で生活できるのがベストでしょう。

後発白内障は、白内障ではない

「先生、数年前に手術を受けたのに、また白内障になったみたい」当院にも年に何人か、手術後にかすみがぶり返したと受診にこられる患者さんがいます。「白内障が再発したの？」「2度も白内障になるなんて」と肩を落とされますが、これは実は白内障とはまったく別の病気です。

手術で水晶体を取り除く際、わずかな水晶体の細胞が嚢の中に残ってしまいます。これが、水晶体が入っていた嚢の中で増殖してしまうことがあるため、見えにくくなるのです。

言ってみればごみのようなものですから、取り去ればきれいになります。でもそのために再手術をする必要はありません。外からレーザーを当てるだけでキレイになります。レーザーは1度ですみ、痛みもありません。

白内障は再発しない病気であり、手術も一生に一度だけでよい、ということです。

ただし、ごくまれに年齢とともに水晶体嚢を吊っているチン小帯が切れてしまい、眼内レンズが大きくズレてしまったり目の奥に落ちてしまったりすることがあります。その場合は目の中の眼内レンズを取り出して、新しく眼内レンズを入れる必要があります。

そのときの手術では水晶体嚢は使うことができないため、眼球に直接眼内レンズを固定する手術（眼内レンズ縫着術もしくは強膜内固定術）を行わなくてはなりません。

これはより難易度の高い硝子体手術ができる眼科でなければ行うことができず、私の眼科でも年に数名この手術を受けられる方がおられます。

後発白内障

白内障手術直後

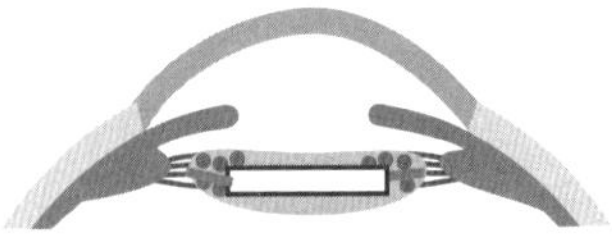

水晶体嚢の中に少量の細胞が残りますが、嚢は透明なので、視機能は良好です。

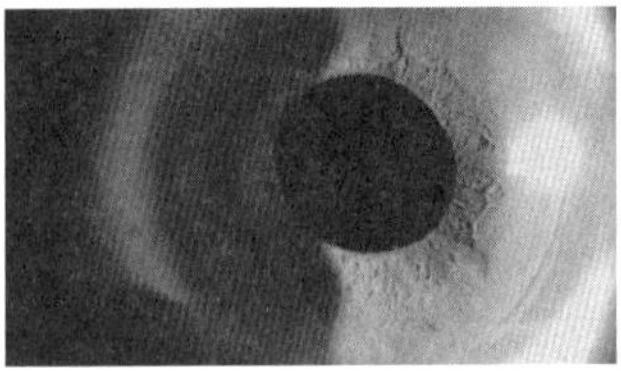

後発白内障

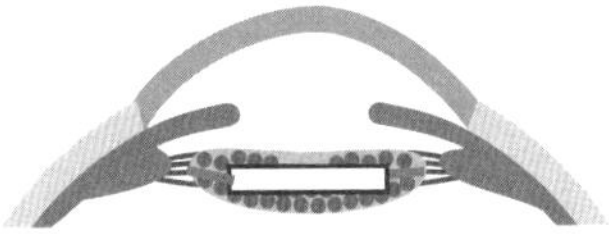

残った細胞が増殖して水晶体嚢が混濁し、眼内に光が入りにくくなり、視機能が低下してしまいます。

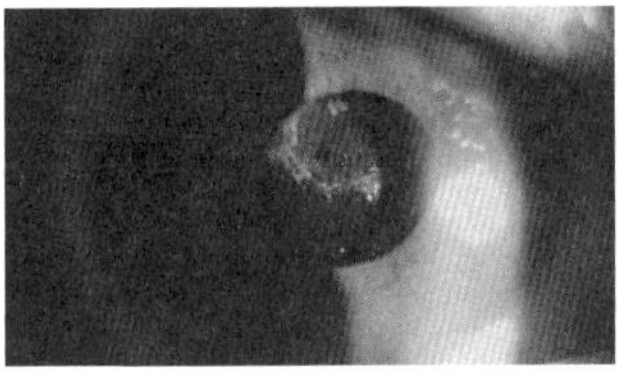

手術を受ければ劇的に見えるようになる！

手術を受けたら想像をはるかに超えて見え方が良くなったという人は大勢います。まさに〝劇的な〟変化が期待できるのです。逆にいえば、これまでいかに、見えにくかったか、そして見えにくかった状態に慣れてしまっていたか、つくづく思い知らされるという人がほとんどです。

「どうしてもっと早く手術を受けなかったんだろう」と何年も悩んで、ようやく手術を受けた人のほぼ全員が、このようにおっしゃいます。元の良く見える目に戻った、もっと言えば若いころの見え方に戻った、と皆さんに喜ばれます。

見え方が〝若く〟なったことで、気持ちや行動まで若いころに戻ったかのようにはつらつとしてくる人もいます。当院の患者さんで、白内障がかなり進行しており、娘さんに手を引かれるようにして受診にこられた70代の女性は、表情も乏しくぼそぼそと小声でお話するような方でしたが、手術後「こんなに良く見えるとは思わなかった」と笑顔を見せ、もともと趣味だったという手芸も再開したそう。術後の定期検査のときにも、お友達も増えて毎日楽しい、と笑顔でおっしゃっていたのを4年近くたった今でも、よく覚えています。

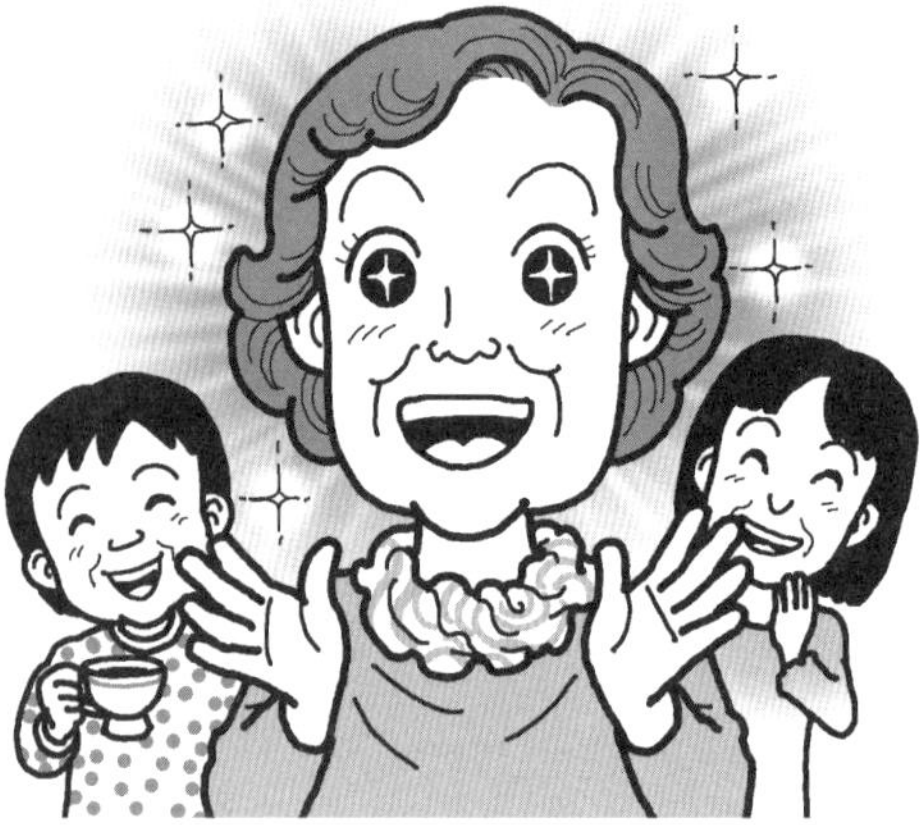

白内障手術と一緒に治療できる病気

白内障手術の目的は、濁った水晶体を新しいレンズに変えることですが、その過程でほかの疾患の治療も行えるケースがあります。

一つは乱視です。眼内レンズには乱視を矯正できるタイプがあり、それを適切に入れることで乱視を矯正できます。それを使うほどでもない軽い乱視や、逆に、それを使っても十分に矯正しにくい強い乱視の場合に、手術で切開する位置を調整すること（強主経線切開）でも乱視を矯正することができます。

もう一つは、緑内障の治療です。緑内障は眼内をめぐる房水という液体の出口がつまり、眼圧が高くなることで起こります。そこで、白内障で切開した創をそのまま利用して、専用の特殊な器具で房水の通り道である線維柱体を切開し、流れをよくする処置を行います（線維柱体切開術）。これにより房水の排出が改善されて眼圧の上昇を防ぎ、緑内障の進行も抑えることが可能なのです。白内障のついでなので、非常に短時間ですみます。

乱視

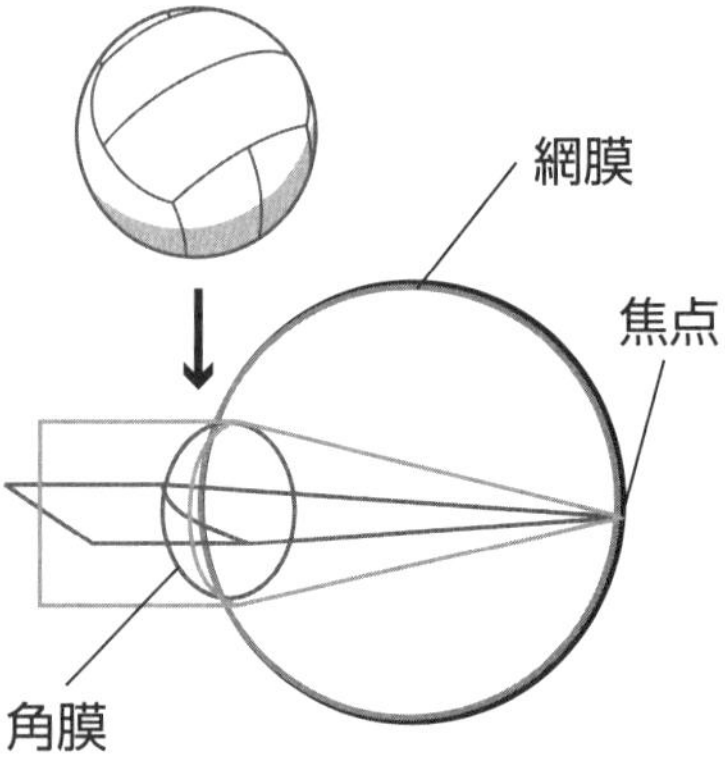

乱視のない角膜
バレーボールのような
球体

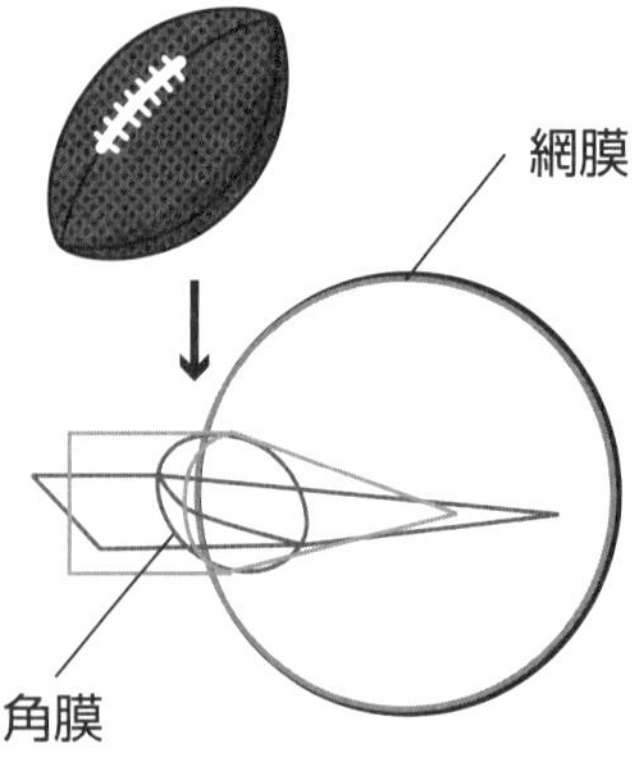

乱視のある角膜
ラグビーボールのような
楕円体

※図はイメージです

緑内障

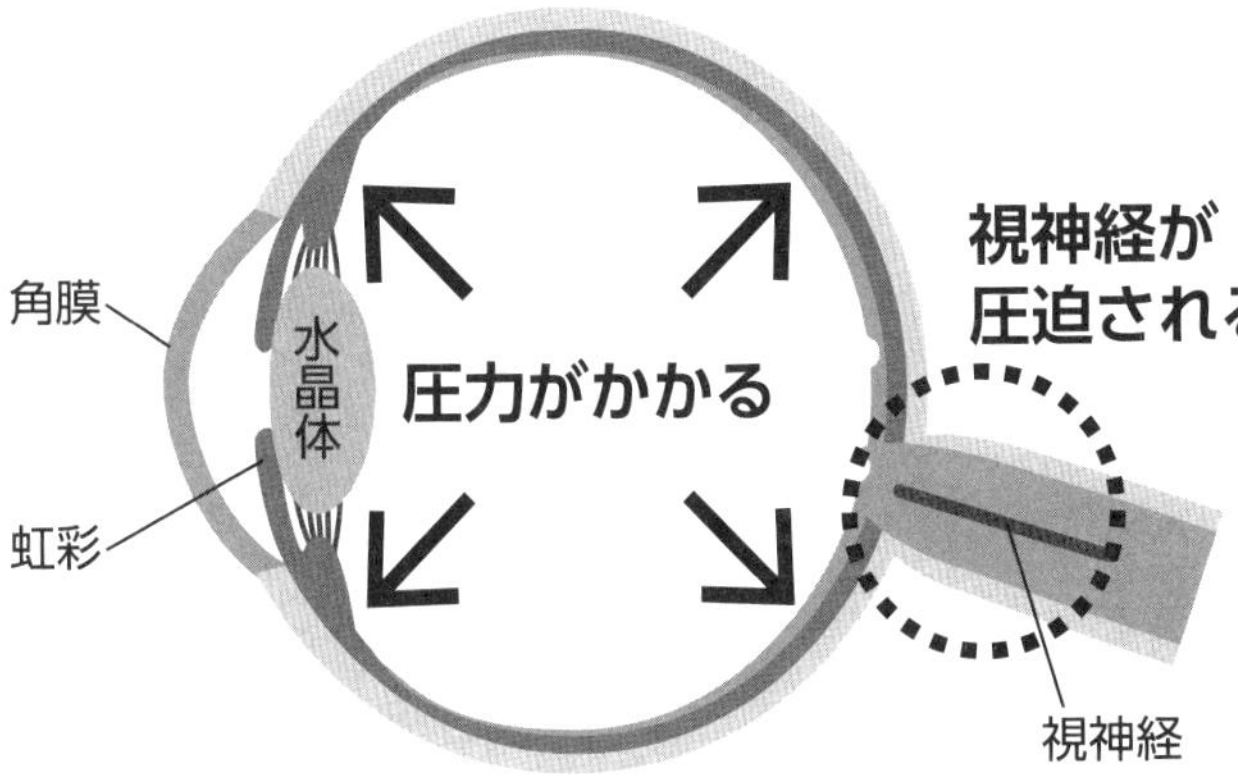

緑内障の患者さんは、眼圧を下げるために複数の目薬を使うことが多いのですが、この手術を白内障手術と同時に行うことでその数を減らしたり、人によってはなくすこともできるので、たいへん喜ばれます。

ただし、白内障と緑内障の同時治療は難易度が上がるため、すべての施設で行っているわけではありません。当院では、希望があれば診察や検査で安全性や見込める効果を確認したうえで、同時治療を行っています。

認知症になると白内障手術はできない

「私は持病があるから……」

「ほかの眼の病気があると受けられませんよね」

手術のご提案をすると、そのように言う患者さんもいます。しかし、手術が行えないケースは非常にまれ、といっていいでしょう。

例えば認知症の場合、発症前であれば白内障手術は予防に効果的といわれています。しかしすでに認知症が進んでいて、本人が何をされているか理解できず暴れてしまうような場合は局所麻酔も難しく、手術は困難です。認知症の患者さんは、環境の変化に敏感なので、仮に手術してよく見えるようになっても、それが本人にとっては混乱のもとになり認知症が悪化することも考えられます。

糖尿病も、血糖値が安定していればまず問題ありません。ただし糖尿病網膜症が進行している場合は、先にレーザー治療などを行い、病状が安定するまで待ってから行うことがあります。緑内障などのほかの眼疾患も同じで、病状が急激に変化しているときには少し様子を見て、手術の時期を決めることがあります。

なお、不整脈や脳卒中予防などで抗血栓薬、いわゆる血液サラサラの薬を服用している場合にも、薬の服用を続けたまま手術を行うことができます。白内障手術では、ほぼ血が出ないからです。

ただし、持病の種類によっては手術中に注意しなければならないことが増えるため、手術自体の難易度が上がりますので、できる施設が限られることもあります。

コラム1・最新鋭の手術支援システム「カリスト・アイ」

ミリ単位の正確さが求められる眼の手術は、テクノロジーの力を借りてより高精度を目指せるようになりました。

カール・ツァイス社のカリスト・アイもその一つです。眼を切開するときや、レンズを挿入するときに、どの場所をどの程度切ればよいのか、レンズをどの向きに入れればよいのかを手術中リアルタイムに指示してくれる機械で、まさに優秀な助手がついているかのごとく、スムーズかつ的確に手術を進めることができます。

眼科の手術では通常、患者さんの眼を拡大して映し出す顕微鏡をのぞきこみながら行います。カリスト・アイはそこに、術前の検査データやシミュレーション画像も映し出してくれるのです。

それがない環境ではデータや資料をわきにおいて、それを見ながら目のだいたいの位置を確認しながら切開の位置を決めたり、眼内レンズの向きを決めたりするアナログでアバウトな方法で行われます。それが、カリスト・アイなら医師の視界に患者さんの眼の画像が重ねられ、画面を見ながらその機械の指示どおり手術を進めていけばよく、安全かつ、より質の高い手術を行うことが可能になったのです。

特に、乱視矯正機能のある眼内レンズを入れる際に、カリスト・アイは非常に役立ちます。

乱視用のレンズは挿入時に、決まった角度、決まった向きに入れないと矯正できないという特性があります。かつてはそれを手作業で、誤差をできるだけ出さないよう細心の注意を払って入れていましたが、カリスト・アイは術前の検査で測定した乱視のデータが顕微鏡に映し出され、その目の血管の位置情報を認証するため、より正確に入れることができるのです。

もちろん、すべて機械まかせというわけではありません。機械が高精度であればあるほど、それを操作する医師にも相応の知識と技術が求められます。医師に十分な経験とそれにより培われた技量があって初めて、こうした機械が使いこなせることは言うまでもありません。実際にこうした手術支援システムは非常に高価なため、全国でも導入している施設は多くありません。

第4章

見え方を左右する！
自分に合った眼内レンズの選び方

水晶体の代わりとなる人工のレンズ

カメラでいうレンズの役割を持っている水晶体がなければ、見るものにピントを合わせることも、網膜に像を結ぶこともできません。

白内障はこの水晶体が役に立たなくなってしまう病気ですから、代わりとなるレンズを入れなければなりません。これを眼内レンズといいます。正面からみると、直径6㎜ほどの円形をしており、縁に眼内に固定させるための足（支持部）と呼ばれるパーツがついています。

レンズといっても、素材は柔らかいアクリル製が今は主流で、手術の際、折りたたんで眼の中に入れることができます。切開が2～3㎜程度と小さくてすむのはこのためです。眼内レンズの寿命は長く、一度入れれば一生持つほどです。例えば、先天性白内障といって、赤ちゃんのうちから白内障になってしまうケースでは、小さなお子さんに眼内レンズを入れることもありますが、それでもその後一生にわたり、入れ替える必要はありません。

眼内レンズの構造

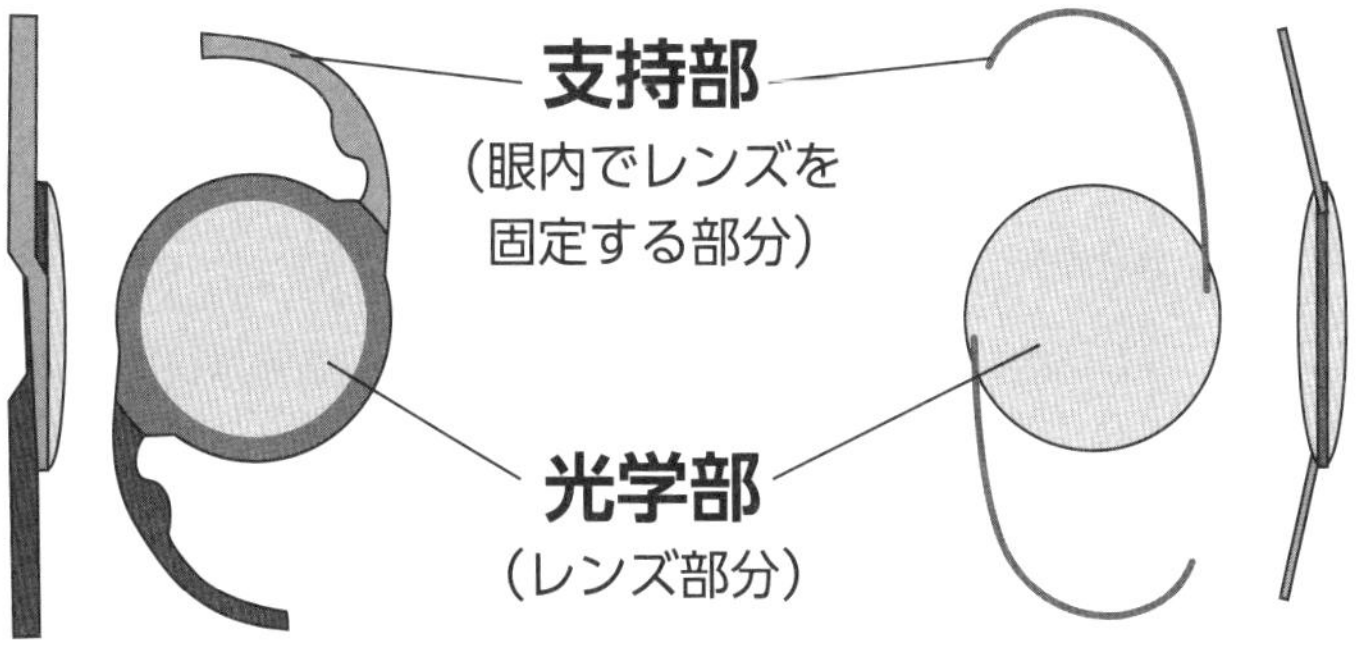

全体が同一の材料で
できているタイプ

支持部と光学部の
材質が異なる材料で
できているタイプ

眼内レンズで合う焦点は決まっている

濁った水晶体を取り除き眼内レンズに置き換えれば、白内障の症状であるまぶしさやかすみ、だぶりなどのトラブルはなくなり、きれいに見えるようになります。

ただ、眼内レンズは水晶体と違い、それ自体の厚みや形を変えられないため、ピント調節を自動で行うことはできません。ピントが合う距離はあらかじめ決められています。

日常生活の中で私たちは、いろいろな場所を見ています。遠くの看板を読むこともあれば、手芸や読書でごく近くを見ることもあるでしょう。さまざまな距離に、柔軟にピントを合わせられるレンズがあればよいですが、残念ながら人工のものである以上、限界があります。

ただし今は、レンズの種類が豊富になり、より自分のライフスタイルに合った、見えやすいレンズの選択肢が増えています。

水晶体と眼内レンズの違い

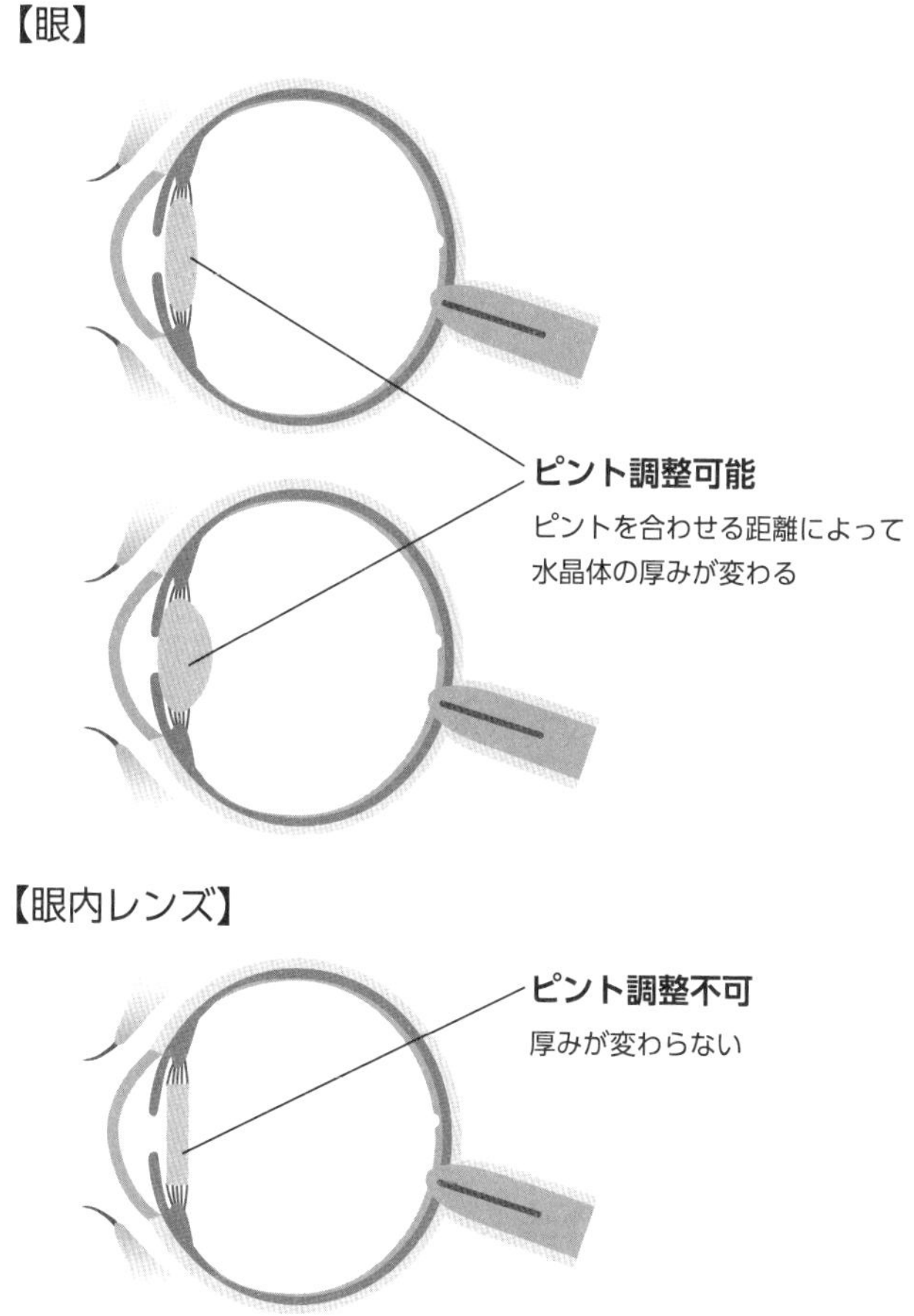

単焦点眼内レンズと多焦点眼内レンズがある

眼内レンズは、合う焦点（距離）が一つか複数かで「単焦点眼内レンズ」と「多焦点眼内レンズ」の大きく2つに分けられます。

さらに多焦点眼内レンズは、合う焦点（距離）の数や特性により、二焦点、三焦点、焦点深度拡張型などのタイプがあります。

現在の日本の保険制度では、単焦点眼内レンズのみ公的保険の適用です。多焦点眼内レンズは自費ですが、２０２０年3月までは高度先進医療でした。２０２０年4月以降は手術の技術料は公的保険の対象となり、レンズ代のみ別に自費で支払う「選定療養」というシステムに変わりました。眼科によっては手術の技術料とレンズ代をまとめて自費治療とするところもありますが、いずれもあまり費用の差はないでしょう。

多焦点眼内レンズを用いた白内障手術の場合、施設によって異なりますが、片眼数十万円と費用がかかってきます。

焦点の結び方

単焦点眼内レンズ

二焦点眼内レンズ

三焦点眼内レンズ

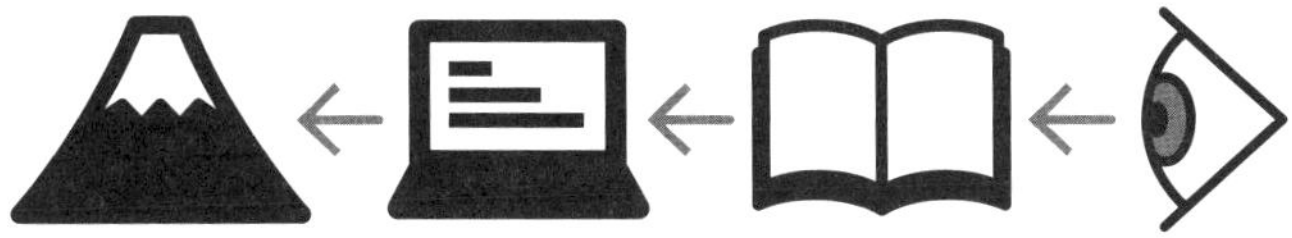

単焦点眼内レンズと多焦点眼内レンズの見え方の違い

単焦点眼内レンズは、一つの距離にしかピントが合いません。例えば、50㎝の距離のものが良く見えるようなレンズを入れると、パソコン作業にはいいかもしれませんが、テレビや街の看板など数メートル離れたところのものはぼやけてしまいます。運転にも眼鏡が必要です。

一方、2～3m先がよく見えるようなレンズにすると、テレビを見るにはいいかもしれませんが、手元にはピントが合いません。水晶体も、加齢とともに調節機能が衰え、老眼が進み、やがて一つの距離にしかピントが合わなくなります。単焦点眼内レンズの見え方は、ひどい老眼と同じ状態といえます。

それに対し多焦点眼内レンズは、複数の距離にピントを合わせることができます。今まで、遠近両用の老眼鏡をかけたことがある人は、その眼鏡が眼の中に入ったようなものなので、イメージしやすいかもしれません。二焦点であれば遠くと近く、三焦点であればそれに加え中間距離にもピントが合うよう作られています。

見え方の違い

単焦点眼内レンズ

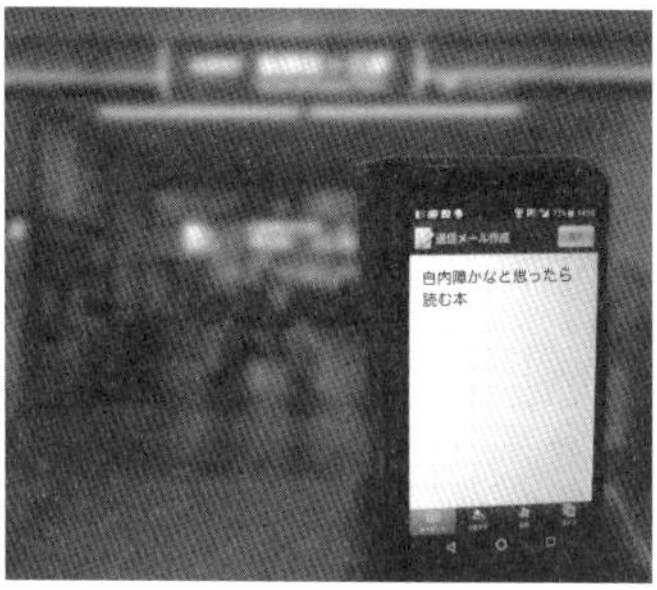

近くに焦点が合っている

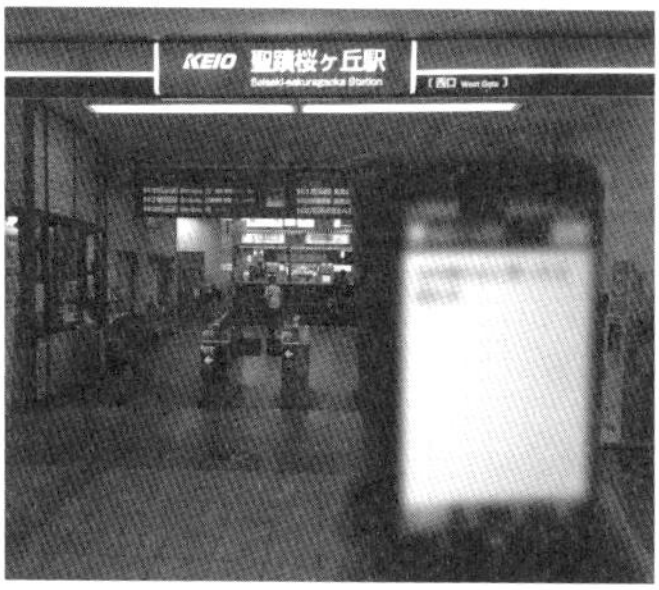

遠くに焦点が合っている

多焦点眼内レンズ

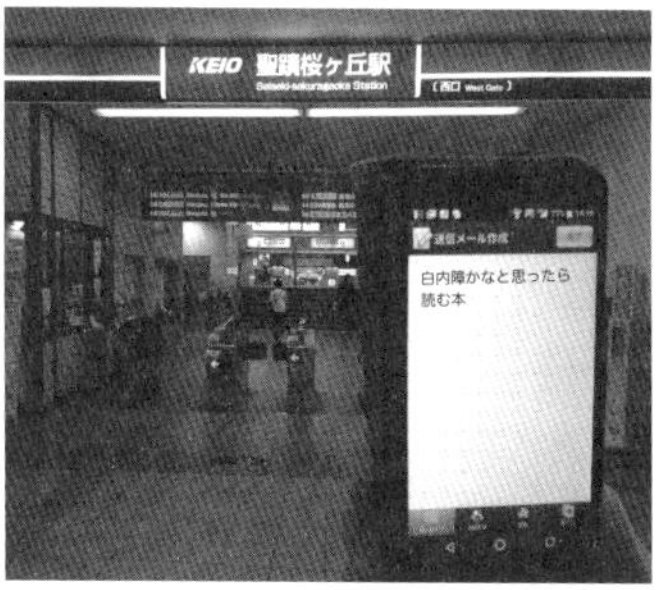

近くも遠くもピントが合う

単焦点眼内レンズは術後も眼鏡が必要

単焦点眼内レンズでは、良く見える距離が「遠く」か「近く」かのどちらかを選んで入れます。合う距離は一つのみなので、見えにくい距離のものを見るときには眼鏡をかける必要があります。

遠くの距離にピントの合う眼内レンズを選んだ場合、手元は裸眼では見えないので、術後に老眼鏡を作り、近くを見るときにはそれをかけてピントを合わせます。一方、手元にピントの合う眼内レンズを選んだ場合、遠くは裸眼では見えないので、術後に眼鏡を作って、遠方を見るときにはそれでピントを合わせます。

眼内レンズは遠くを見えるようにし、手元を見るときには老眼鏡をかける人が多いですが、もともと近視だった人や手元を見ることが多い人では逆のパターンを希望されることもあります。

ただ、一口に近くを見たいといっても、手元なのかパソコン作業程度の距離なのか、では違ってきます。遠くも、部屋の中で過ごすことが多い人と、車の運転をよくする人とでは違ってきます。術後の生活に最も適した眼内レンズ選びと眼鏡の度数を決めていくには、術前に、普段何をよく見るのか、何をクリアに見たいのかをはっきりさせることが大切です。

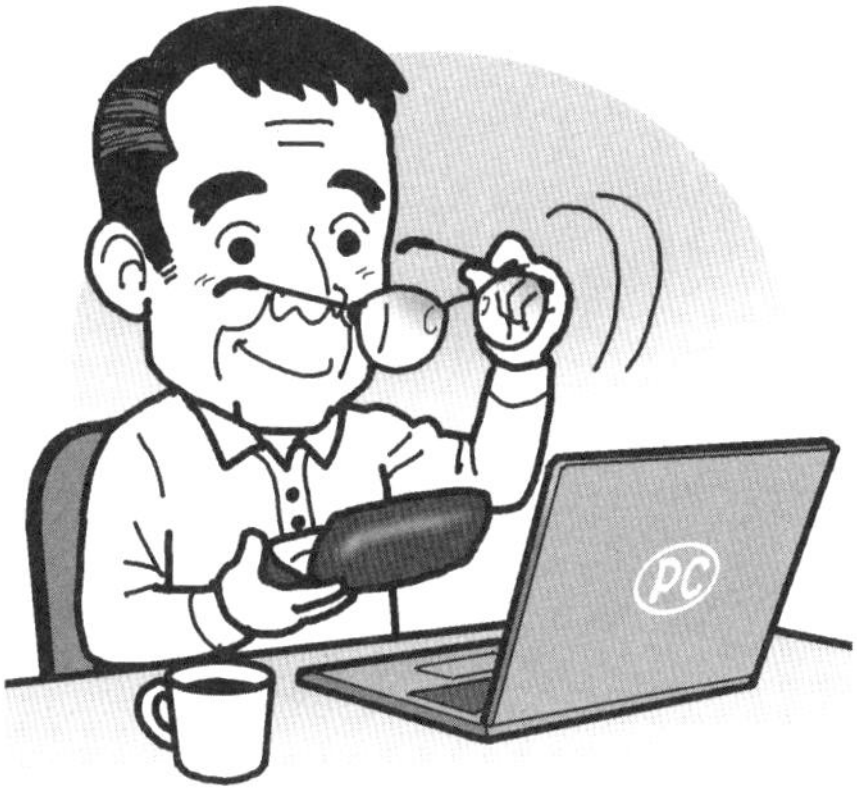

多焦点眼内レンズで眼鏡が必要な場合も

多焦点眼内レンズは単焦点眼内レンズよりも、ピントの合う距離が多い分、生活のほとんどを裸眼で見ることができます。眼鏡を新たに作らなくても日常生活に支障なく、よく見えるという患者さんが大部分です。

ただ、すべての人が眼鏡不要になるかといえば、そうとは限りません。焦点の数が多いとはいえ、合う距離が固定されている点では単焦点と同じです。例えばＡという多焦点眼内レンズでは、近くは目の前から30㎝の距離、Ｂというレンズでは、50㎝の距離、というようにです。なお、遠くはほとんどのレンズで２ｍ以上です。

多焦点眼内レンズの場合、近くにピントの合う距離は30、40、50、70㎝……といくつか種類があり、その中から自分の生活で最もよく見ている距離を選びます。それ以外の距離のものを見るときには、眼鏡が必要になる可能性がある、ということです。これはあくまでも厳密に言えばということなので、ほとんどは眼鏡を必要としません。

実際に同じ種類の多焦点眼内レンズを入れていても人によって近くの見え方には差を生じます。それは人は目でものを見ているようで、実はそこには脳の機能も関与しているため、年齢の違いもあるからです。

文庫本の字は小さくても見えるが、長時間に及ぶと、だんだん疲れてきたり見にくくなるという人は軽い老眼鏡をかけたほうが楽になりますし、仕事柄細かい図面を見ないといけない人もそういうときだけは老眼鏡をかけたほうがより良く、楽に見ることができます。もちろんどちらの場面でも老眼鏡は不要という人はたくさんいます。

見える範囲

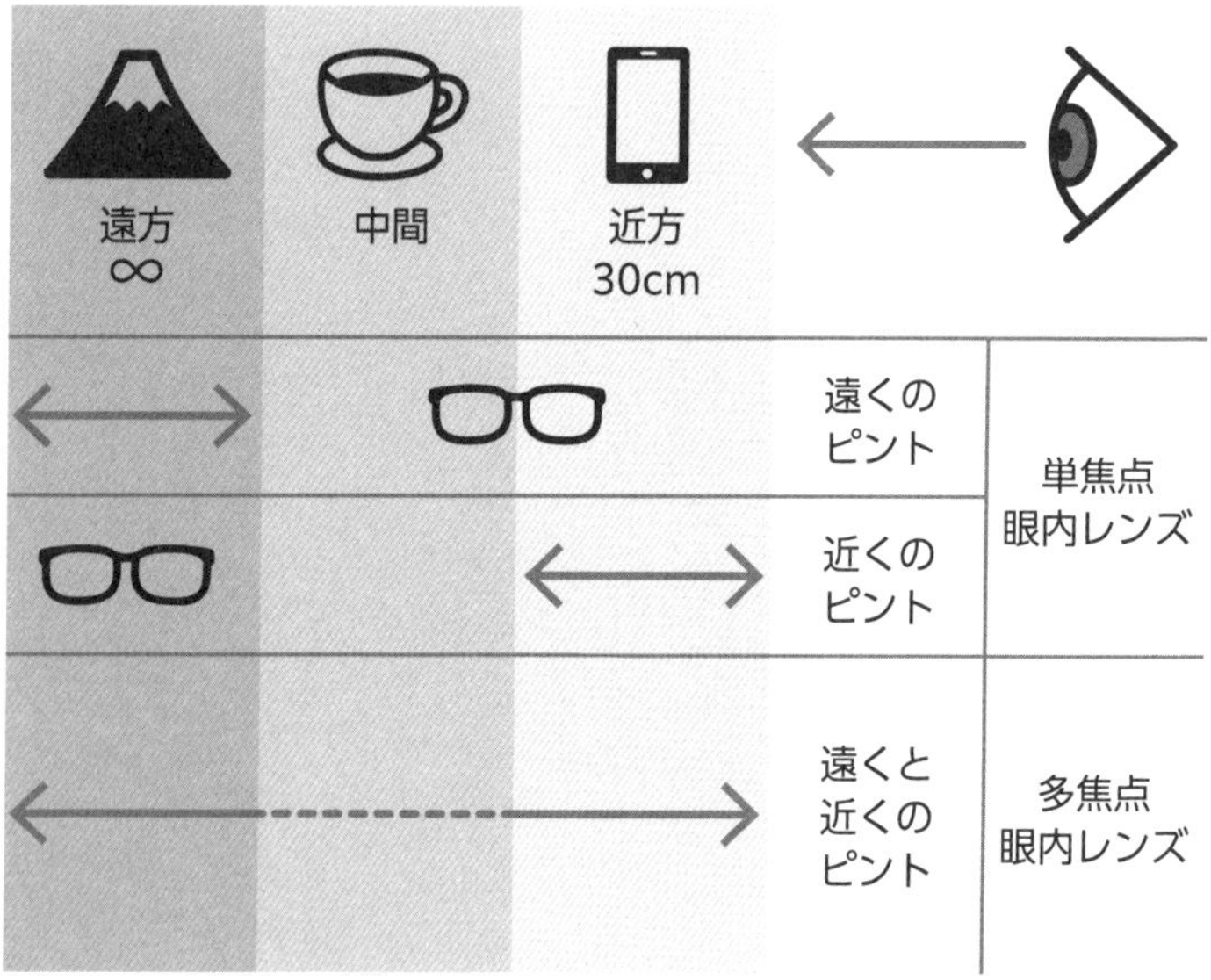

：眼鏡が必要

「多焦点眼内レンズははっきり見えない」ことはもうない

かつて、多焦点眼内レンズは単焦点眼内レンズに比べて「はっきり具合が落ちる」と言われていました。より専門的にいうと「コントラスト感度」といって、明暗や濃淡を判別する能力が低いことを指します。

多焦点眼内レンズは、眼に入ってきた光を遠くと近くに分配し、それぞれに焦点を合わせます。光を一カ所の焦点に集めればよい単焦点眼内レンズに比べ、焦点一つあたりの光は弱くなるため、その分はっきり具合がやや落ちてしまう性質がありました。

昔から白内障手術をされてきた眼科医のなかには、今でも「多焦点眼内レンズははっきり見えない」と言う人がいるようです。しかし、今はレンズの改良が進み、コントラスト感度も単焦点眼内レンズとほとんど変わらない程度にまで高くなっており、ほとんどコントラスト感度を気にする必要はありません。

多焦点眼内レンズは遠近の情報が同時に入ってくる

一つのレンズで遠くも近くも見えることから、多焦点眼内レンズは遠近両用眼鏡が眼の中に入ったイメージ、と前述しましたが、これには少し補足が必要です。

遠近両用眼鏡の場合、遠くはレンズの上部、近くは下部に分かれているため、目線を上や下に向ける必要があります。しかし眼内レンズではそのような必要はありません。見たいものにまっすぐ目を向ければ、それが遠くであろうと近くであろうとピントが合ってきちんと見ることができます。

ただし、それまでと見え方が劇的に変わるために最初のうちはとまどう人もいるようです。多焦点眼内レンズを入れると、遠近両方の情報が同時に脳に入っていきます。術前に老眼で近くが見えにくかった人は、脳も見えないことに慣れてしまっているので、いざよく見えるようになったとき、情報処理が追い付かないこともあるのです。しかし、時間とともに〝遠近ともきっちり見える〟見え方に慣れていきます。

眼底疾患のある人は多焦点眼内レンズの恩恵が十分に受けられない!?

眼底に異常があると、ピントがたとえしっかり網膜に合ったとしても、網膜内の神経細胞が正しく情報をとらえることができません。そのためレンズは焦点が合うつくりになっていても、像を正常に脳に伝えることができません。これは遠くよりも近くで顕著に出ます。

黄斑変性などの眼底疾患がある場合、多焦点眼内レンズを入れてもそれに見合う見え方の改善は見込めません。また、黄斑上膜の場合は多少の改善は見込めますが、視力が出にくく、多焦点眼内レンズの恩恵が十分に受けられないことがあります。

ただ、それでも単焦点眼内レンズよりは見やすいだろうという判断で、多焦点眼内レンズを入れている人もいます。また、両眼に多焦点眼内レンズを入れれば、片方だけの場合よりも見え方は良くなります。

いずれにしても、眼底疾患がある場合で多焦点眼内レンズを希望される方は、見え方は眼底疾患がない人よりも多少劣ることは覚えておきましょう。

多焦点眼内レンズが向いている人

ここまで読んで「多焦点眼内レンズの方が便利そう。でも自分にそこまでの機能は必要だろうか」と迷ってしまった人もいるかもしれません。

多焦点眼内レンズは、簡単に言えば「遠くも近くも見えやすい」ので、生活の中で遠くも近くも同じくらいよく見る、という人にはとても便利なレンズです。遠くだけしか見ない、もしくは近くしか見ないという人はほとんどいないため、誰にでも向くといえます。

例えばテニスなら、手にしたラケットや打つボールも、相手の姿も両方見えなければ良いプレーはできないでしょう。

車の運転をよくする人にも多焦点眼内レンズが向いています。手元のハンドル周りも、遠くの標識や信号も、両方良く見えなければ事故のもとにもなりかねません。

ただ、どんなライフスタイルであれ、遠くも近くも見えることで暮らしやすさは格段に上がるので、多焦点眼内レンズは誰でも向いている、と言ってもいいでしょう。

近年登場した「焦点深度拡張型」とは

多焦点眼内レンズの新しいタイプとして、最近使われるようになってきたものに「焦点深度拡張型」と呼ばれるレンズがあります。耳慣れない言葉ですが、簡単に言うと、焦点の合う距離にある程度の長さを持たせた設計になっているレンズです。以前からある多焦点眼内レンズは、例えば近くが50㎝、遠くが２ｍ以上といったように、焦点の合う距離は基本的にピンポイントです。それより多少近距離、遠距離も眼鏡なしで見えますが、最も合う距離は決められています。

それに対し焦点深度拡張型は、ピントの合う範囲が広く、遠くから50㎝くらいまでといったように、見えやすい距離に幅を持たせています。一昨年、このタイプの一部のレンズが国内承認となり、レンズの選択肢が広がりました。

焦点深度拡張型は、今まである多焦点眼内レンズよりもピントの合い方は緩やかになりますが、コントラスト感度の低下はほとんどありません。

焦点深度が広い、ピントの合う範囲が広いことから自然な見え方に近いですが、現時点では、近方の距離が約50㎝と少し遠いため、他の多焦点眼内レンズと比べると近くの見え方が少し劣るという印象です。ただ、レンズの開発は日進月歩ですので、今後より高性能のものが登場する可能性は十分にあります。

焦点深度拡張型

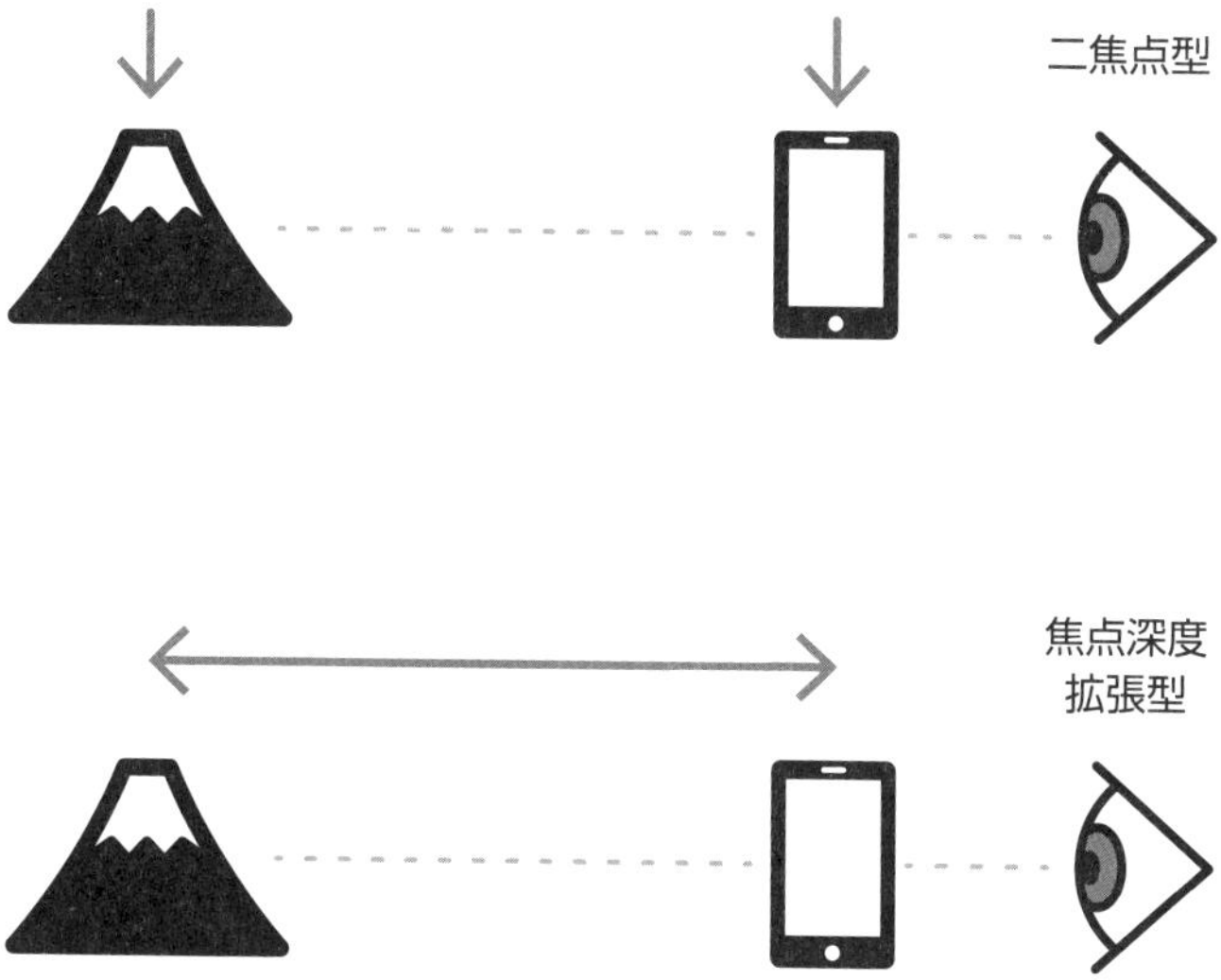

よく聞く「ハロー」「グレア」って何？

ハロー、グレア（両方合わせてハログレということもあり、本書でもそのように記すことにします）とも夜間にまぶしい光を見たときに起こる現象で、ハローは光の輪がかかったように見えること、グレアは光が線香花火のように放射状に伸びてぎらつくことを指します。多焦点眼内レンズの場合、焦点を合わせるために、レンズ表面に複雑な溝が掘ってあります。眼に入ってきた光がその溝にあたるとき、一部が散乱するため、このようなことが起こりやすくなります。

これらは近くが見えやすいレンズほど強く感じられる傾向があるため、当院では夜に車の運転をする人には、近くの焦点距離が少し遠めの、ハログレが出にくいレンズを選んでいます。おもに最近では、ハログレが出るものの運転には支障がない程度のものという多焦点眼内レンズがあり、見え方も良いので私はそれをお勧めすることが多いです。

夜に車の運転をしない人であれば、どのレンズを選んでも、ハログレの心配はまず不要です。感じ方には個人差があり、また、最初のうちは多少気になったものの、生活しているうちに慣れた、という人も大勢います。

実際にどれぐらいのハログレが出るかは術前に予想できないのですが、もともとの瞳孔が大きいほど出やすいことがわかっています。

ハローの見え方

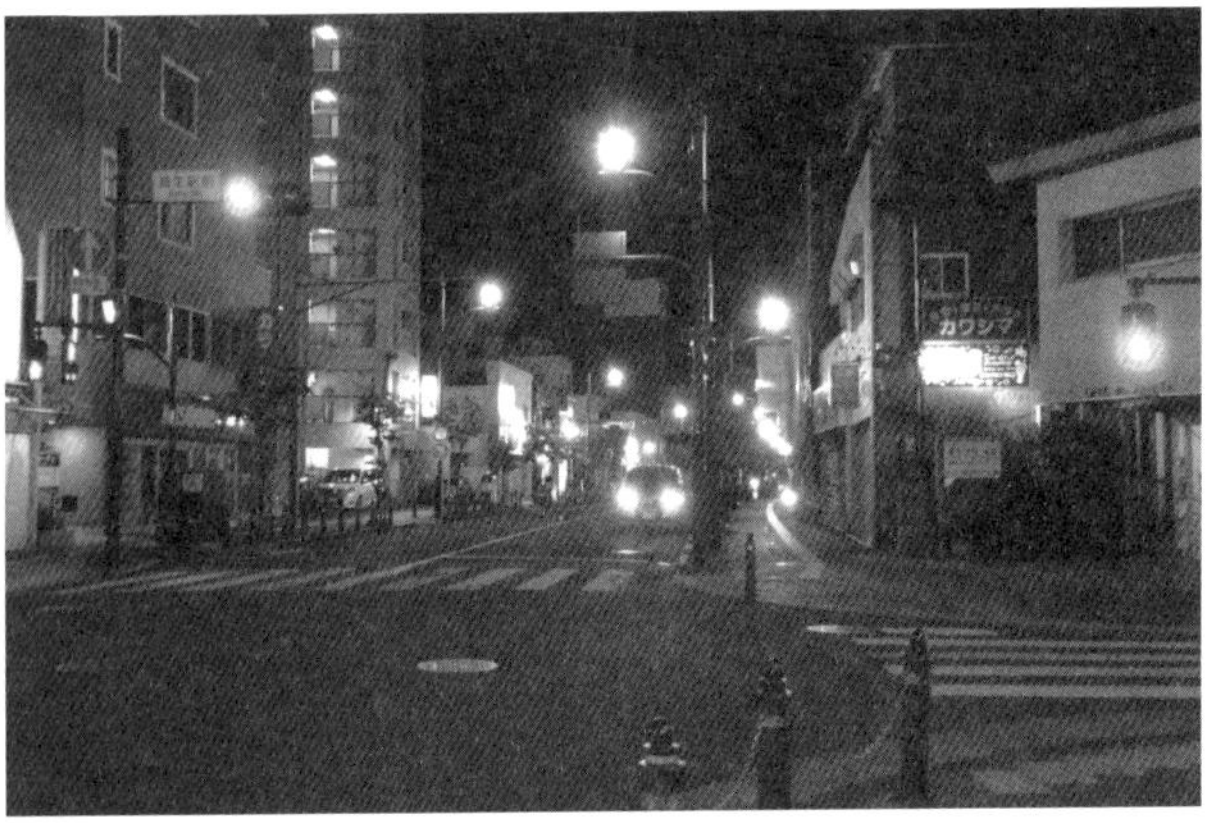

グレアの見え方

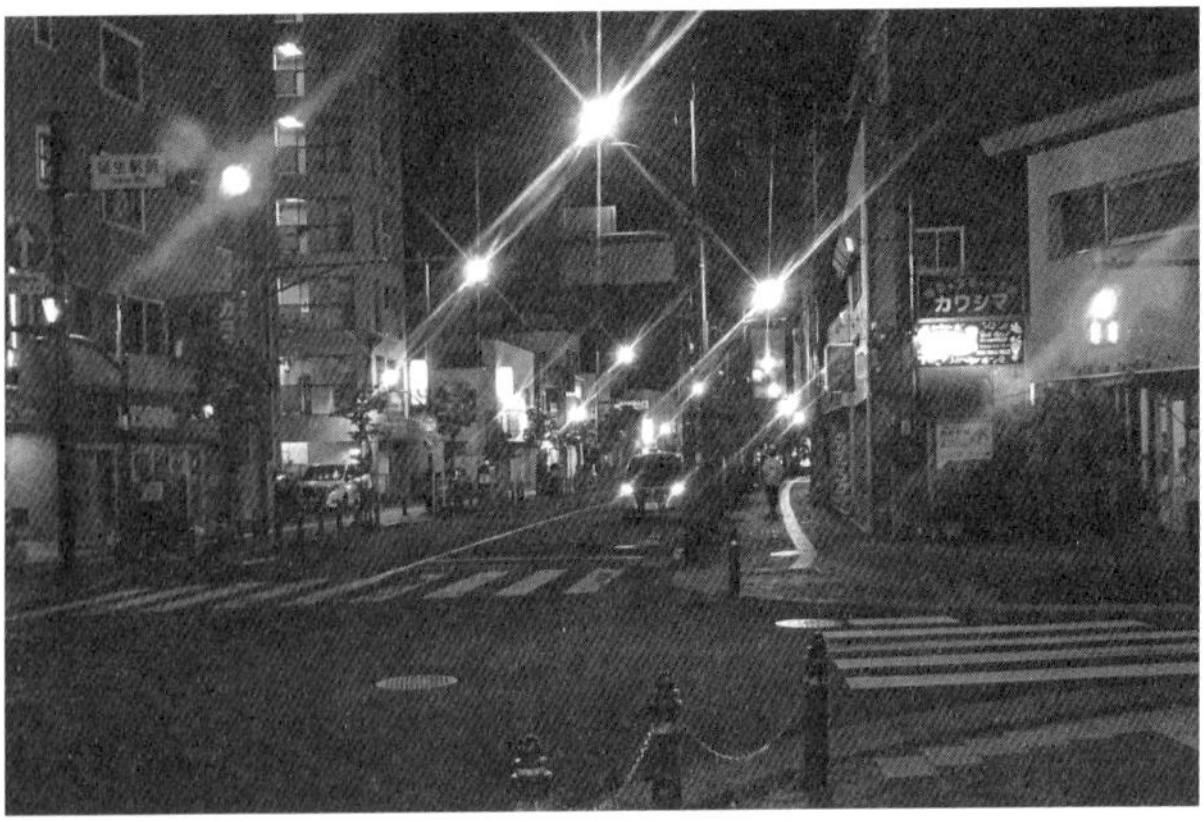

それぞれのレンズの特徴を比較する

ここまで3つのレンズそれぞれについて説明してきましたが、まとめると次のようになります。

レンズの特徴

	メリット	特徴
単焦点眼内レンズ	・保険内診療	・ピントが合う距離は一つのみ ・術後も眼鏡が必要
多焦点眼内レンズ	・遠くにも近くにもピントが合う ・眼鏡に頼らず日常生活を送れる	・人によって、慣れないうちは遠近両方の情報を脳で同時に認識するのに時間がかかる場合がある ・眼底疾患のある人は近くが見やすいメリットが得にくい可能性が高い ・保険外診療
焦点深度拡張型レンズ	・遠くから50㎝くらいまでと、ピントの合う範囲が広い	・多焦点よりもピントの合い方は緩やかで、自然な見え方だが、近くの見え方がやや劣る ・暗い場所でまぶしい光を見ると、ハログレが出ることがある ・保険外診療

一生に一度だから、納得のいくレンズを

レンズの選択は、その後一生にわたる見え方を大きく左右します。白内障手術を受ける人のほとんどは、そもそも今まで、病気のために見えにくく、生活に不便をきたしていたわけですから、術後はできる限り不便さをなくしたい、圧倒的な見えやすさを得て便利に生活していただきたい、と医師の立場として強く願っています。

単に便利、というだけではなく、「人生の楽しみ」も増えていくことと思います。見えにくいために諦めていたことが、できるようになるかもしれませんし、見えやすくなったことで興味の幅が広がり、新しいことに挑戦する意欲も出てくるかもしれません。見え方に関するストレスがなくなれば、心身ともより健康的になれるものと思います。これらはきっと、術後の生活、術後の人生を楽しく、実り多いものにしてくれるでしょう。

その恩恵を最大限受け取るには、やはり肝心の「レンズ」選びにかかってきます。

多焦点眼内レンズに関しては、先に話したとおり、ハログレの問題はかなり改善

されてきており、今は気にならないという人がほとんどです。費用面がクリアできれば多焦点眼内レンズのほうが圧倒的に便利なので、見え方は、多焦点眼内レンズを積極的に検討する人が増えています。高度先進医療が終了となり、今後どれくらいの費用になるかまだ定まらないですが、片眼あたり数十万円になると思われます。

病院によって、「うちはこのレンズに決めているから」と患者さんに選択権の自由を与えようとしないところも残念ながら見られます。そのために多焦点眼内レンズの存在自体を知らなかった、という声も聞いたことがあります。しかし多焦点眼内レンズが誕生してすでに20年以上の歴史があり、世界的に評価が定まっているレンズです。

費用は決して安くはないですが、見える喜び、満足度はそれに十分、見合うものといえます。見たいものが眼鏡なしですぐに、はっきり見えることはとても幸せである、と、それまで白内障で見えにくさを強いられてきた人ならだれもがそう思うことでしょう。

買い替えの必要な車の購入に百万円以上使えるのであれば、自分自身の一生の身体のことにかかる費用のほうが大事だと思います。

左右違うレンズを入れる選択肢もある

白内障は一期的（同時期）に両眼を手術するケースが大半ですが、中には過去に片眼だけ手術し、今回改めてもう片眼をと、時期をずらして手術するケースもあります。

その場合、昔、単焦点眼内レンズを入れたけれど、もう片方には多焦点眼内レンズを入れても大丈夫でしょうか、と聞かれることもよくあります。

見え方は左右の眼が互いに補いあって決まっていきます。裸眼でも、片方だけ近視の度数が強いとか、片方は近視でもう片方は乱視など、度数の違いまで含めれば、まったく同じという人の方が少ないのではないでしょうか。

したがって眼内レンズも、左右で同じものである必要はありません。例えば、両眼に単焦点眼内レンズを入れた場合と、単焦点眼内レンズと多焦点眼内レンズを片眼にそれぞれ入れた場合とでは、後者の方が総合的な見え方は良くなります。これは、単焦点眼内レンズでピントが合わない範囲を、もう片方に入れた多焦点眼内レンズが補うからです。

また術後のハログレが気になる人は、片方の目にハログレが出にくい違う種類の多焦点眼内レンズを入れることで、ハログレの症状が緩和されます。

老眼改善用「アドオンレンズ」とは

多焦点眼内レンズが国内で普及し始めたのは２０００年代前半からです。それ以前は単焦点眼内レンズしか選択肢がなかったので、術後も不便さが残ったという人が少なくありませんでした。「もし多焦点眼内レンズがあったら、自分はそちらを選んだのに」と思っている人もいるのではないでしょうか。

そのような場合の調整方法として今、広まりつつあるのがアドオンレンズです。

アドオンレンズ

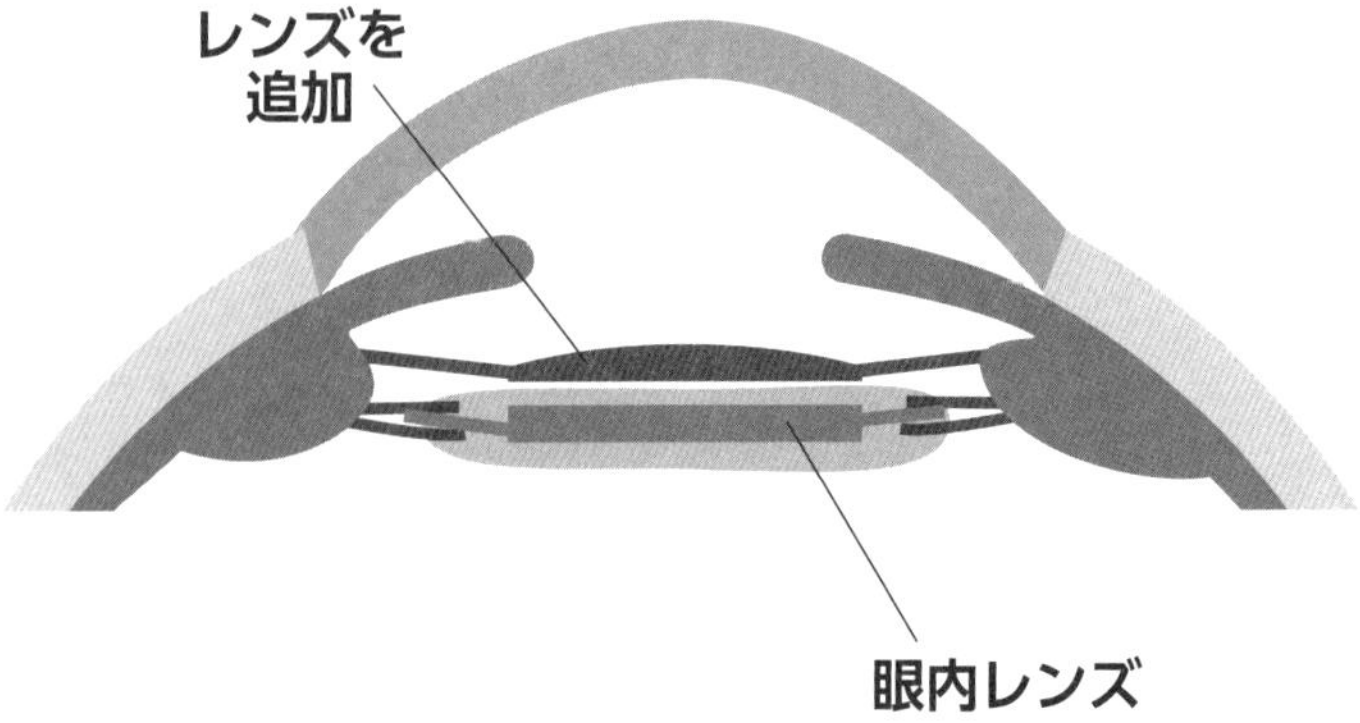

アドオンは「上に追加する」といった意味で、今入っているレンズと虹彩の間に挿入します。例えば遠くにピントを合わせた単焦点眼内レンズを入れると、術後は手元が見えにくいので、通常は老眼鏡をかけますが、アドオンレンズで近くの焦点をプラスしてあげれば、眼鏡なしで遠くも近くも見える、つまり2枚のレンズで、多焦点眼内レンズとほぼ同等の機能を担えるようになるのです。もし、入れてみて度数が合わないようなことがあれば、取り出すこともできます。

少しはっきり具合（コントラスト感度）が落ちるのと、ハログレが出る場合がありますが、以前、単焦点眼内レンズを入れた人で、見え方に不満がある場合は検討する価値があるでしょう。なお、アドオンレンズは今のところ保険適用外です。

乱視対応のレンズもある

単焦点、多焦点とも、乱視を矯正する機能を持ったレンズもあります（トーリック眼内レンズ）。古くからあったレンズですが、実は医療器具として国内で承認されたのは２０１０年と歴史が浅いため、まだ知名度はさほど高くないと思われます。

乱視は大きく分けて、水晶体のカーブの歪みによるものと、角膜のカーブの歪みによるものとがあります（両方に歪みがある場合もあります）。このうち前者は、乱視矯正機能のない通常の眼内レンズを入れるだけで乱視の問題も解消されます。しかし角膜に歪みがある場合は、中の水晶体をレンズにしてもその歪みがなくなるわけではありませんので、入れるレンズの方を調節して、乱視が軽減されるようにするのです。このときに入れるのがトーリック眼内レンズです。

なお、単焦点眼内レンズであれば乱視矯正機能がついていても保険適用となります。また、手術方法も全体の流れは変わりませんが、レンズを挿入する際、乱視矯正機能つきの場合は決まった向きに入れる必要があります。ただしそのために、余計に時間がかかったり、患者さんの負担が増したりすることはありません。

角膜の歪みが強い場合は、レンズで矯正しても乱視が残ってしまう可能性があります。当院ではトーリック眼内レンズに加えて、手術時に切開する位置を適切な部位にすることで、よりしっかり乱視矯正を行っています。

乱視対応のレンズ

トーリック単焦点眼内レンズ

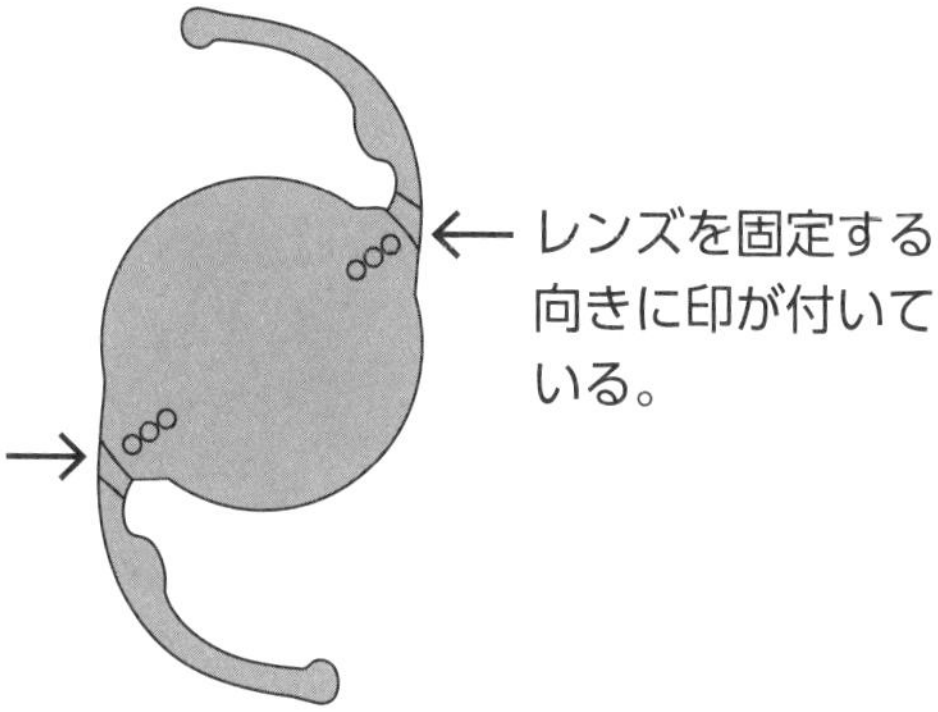

通常の単焦点眼内レンズ

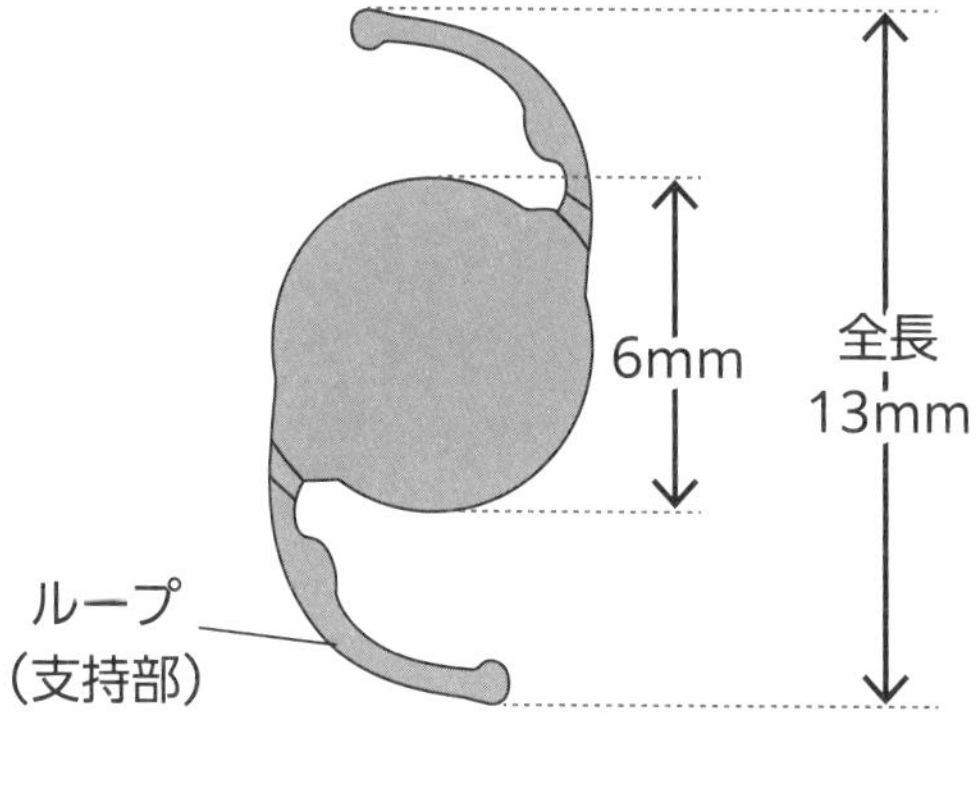

コラム2●度数計測の最新鋭機器「IOLマスター」

眼鏡やコンタクトレンズを作るときに、よく目にする「－（マイナス）3・0」とか「＋（プラス）0・5」といった、プラスマイナスの記号と数字の組み合わせは、いわゆる「度数」を表しています。マイナスであれば近視、プラスであれば遠視です。数字は度数の程度で、大きくなるほど強くなります。では、何をもって近視か遠視か、あるいは度数の強さが決まっていくかといえば、実は「眼の長さ」なのです。長さといっても目がしらから目じりまでの長さのことではありません。外見からは分からない、眼の奥行きを指します。

眼球の図はふつう、ほぼまんまるに描かれますが、実際の人の眼球は、近視の場合眼軸長といって、眼の表面から網膜までの長さ（眼軸長）が長く、ちょっと奥に長い楕円になるのです。入ってきた光は網膜より手前で像を結んでしまうため、近視になるというわけです。眼軸長が長いほど、近視も強くなります。

この長さが精密に測れれば、その分、眼内レンズの度数もより適切なものが選べることになります。そこで近年、多焦点眼内レンズによる白内障手術に積極的な施設中心に広まっているのが眼軸長測定機器の最新機種「ＩＯＬマスター」です。

これは患者さんが機械の前に座り所定の場所を見ているだけで、光技術を用いて眼軸長を正確に測れる機械です。それまで眼軸長の計測には超音波Ａモードといい、局所麻酔をして角膜に器具を接触させる必要がありました。しかし患者さんには眼に器具が入るという恐怖感を与えるほか、接触する強さによって眼軸長に誤差が出てしまうという問題がありました。

それに対しＩＯＬマスターは非接触型、つまり患者さんの眼に何かが触れたり入ったりすることなく測定できるのが大きな特徴です。かつ、機械による計測なので測る人による誤差がほとんどなく、より高精度な測定が可能です。なお、ＩＯＬマスターでは眼軸長のほか、前眼部のカーブの計測、乱視の検査も行えます。

検査結果のデータは機械で自動処理し、レンズの度数が短時間で算出されます。これにより、正確かつ迅速な診断が可能になりました。当院では現時点で最新のモデル「ＩＯＬマスター　７００」を導入しています。

コラム3・レンズは「カスタムメイド」で決めるべき

多焦点眼内レンズの「遠くにも近くにもピントが合う」特性を最大限活かすには、一人ひとりの普段の生活環境に合わせたレンズを選ぶことが最も重要です。

眼科医院で検査を行えば、確かにその人の眼に合う度数は数値で割り出せます。手術前に行うさまざまな検査は、安全に手術するため、そして最も適したレンズを入れて見え方を良くするために重要であることはいうまでもありません。

当院では先に紹介したＩＯＬマスターで最低2回、日を変えて検査しています。というのも、眼の検査はたとえ高精度な機械を用いても、その日の体調などによって違う結果が出ることが少なくないからです。眼軸長はマイクロメートルの単位で計測され、わずかな誤差でも見え方が左右されてしまうのです。

それでも度数がぴたりと定まらない場合は、当日、候補のレンズを複数種類用意しておき、術前に再々検査をして最終決定することもあります。

検査は1回のみという医療機関のほうが多数派だと思いますが、一生にかかわる

「良い見え方」を実現するには慎重のうえにも慎重を重ねるべきというのが私の持論です。

一方で、実は検査の結果どおりのレンズを入れても、必ずしもその人にとってベストな見え方が得られるとは限りません。

多焦点眼内レンズ全般の傾向として、手術後、わずかに遠視気味になります。これは気になるかならないかのごく小さな誤差で、単焦点眼内レンズではほとんど起こらないのですが、遠近両方見える多焦点眼内レンズで遠視気味になると、近くが思っていたとおりには見えない、ということが起こりがちなのです。

こういったことを見越して、当院では術前検査の結果に微調整を加え、術後にぴったり合うレンズを割り出していきます。

また、医療機関によっては同日に両眼手術を行うところもありますが、当院では多焦点眼内レンズを両眼に入れる場合、必ず片眼ずつ、一週間は空けて手術します。まず片眼の見え方を確認し、患者さんの意向を聞いてから、もう片方のレンズの度数を決めていくのです。もし遠くの見え方は良いけど近くの見え方がもう少し十分でなければ、反対の眼は少し近くが見やすい度数のレンズを選択することで両眼が終わったときに遠くも近くも見やすくなります。

このように、決して最初から一方的に、両眼の眼内レンズを決めてしまうことはありません。検査ありきで「結果がこう出ましたからこれです」、と決めつける〝お仕着せ〟では、患者さんに満足のいく見え方は提供できないと考えます。

１００人いれば１００人とも眼の状態や見え方は違います。たくさんのレンズの中からいかにその人の望む見え方ができる一枚を選べるか、また左右のバランスも取りながら組み合わせができるかが、多焦点眼内レンズを使った白内障手術における眼科医の腕の見せ所、といえるでしょう。

ライフスタイルに合わせた〝カスタムメイド〟のレンズ選びこそ、患者さんに最大の満足をもたらす、というのが私の信念です。

第5章

知っておけば安心！白内障手術の流れ

初診で行うこと

初診では、白内障の診断に必要な診察や検査を行います。視力や水晶体の状態を調べる検査、眼底検査などです。患者さんの訴えが白内障と思われる症状だけだとしても、ほかに病気が潜んでいるかもしれないので、その可能性も念頭におき、総合的に診ていきます。

例えば、もし黄斑上膜（63ページ参照）があれば、白内障だけではなく水晶体の奥の硝子体手術も行う必要があります。

ただし、白内障と診断されたからといって、その場で手術を決断しなければならない、ということはありません。医療機関によっては、患者さんの意向を十分確認せずに、手術を受けることを前提として話を進めるところもあるようですが、その後の人生や見え方を左右する重要な決断ですので、医師に流されず、しっかり自身の意向を伝えることが大切です。

再診では術前検査を実施

初診で手術を決めたら、再診にて術前検査を行います。手術日は、眼内レンズをメーカーから取り寄せる期間や手術室の空きなどを考慮し、１週間から1カ月以内の範囲で、決定することが多いです。

白内障の術前検査には大きく2つの目的があります。一つは眼内レンズを決めるため、もう一つは手術を安全確実に行うためです。

眼内レンズを決める検査は、当院では最新鋭の機器「ＩＯＬマスター ７００」を用いて、一人ひとりのライフスタイルや希望に合ったものを選んでいきます。

なお、乱視のある人には、乱視用のレンズが必要かどうかの検査も行います。ごく軽度の乱視であれば、手術時に切開する位置を適切に行うだけで治すこともできます。強い乱視の場合は、矯正機能のついたトーリック眼内レンズを入れて調整します。場合によってはその両方を行うこともあります。

もう一つの目的、安全確実に手術を行うための検査で、特に白内障において重要なのが、「角膜内皮細胞の確認」です。角膜内皮細胞とは、角膜の透明性を保つために不可欠な細胞なのですが、手術を行うことでどうしても多少減ってしまいます。そのため、もともとこの数が少ないと手術でさらに減り、そのために術後、角膜が濁ってしまったり、むくんでしまったりする恐れがあるのです。そのリスク度合いを知るために検査が必要となります。

角膜内皮細胞が少ない場合は極力減らさないよう、しっかり保護したうえで、細心の注意を払って手術を進めていきます。

そのほか、一般血液検査で肝炎や梅毒といった感染症の有無や、血糖値、血圧等を調べます。ほかの感染症や糖尿病、高血圧があってもよほど重篤でなければ手術を行うことはできますが、術中術後の合併症のリスクは通常より高くなるので、必要に応じて感染予防等の対策を立てて手術にのぞみます。

手術の前準備

手術日が決まったらその3日前から、「滅菌療法」といって、抗菌薬の目薬を自宅でさします。これも感染症のリスクを減らすためです。

当日は、手術開始時刻の1時間半前までに来院いただき、瞳孔を開く目薬を何度もさします。術後は当然ですが、視界が悪くなりますので、車の運転はできません。そのため来院の際にも、自分で運転してこないようにあらかじめお伝えしています。

感染防止のため、メイクはせずに来院いただきます。ただ、女性に多いまつ毛エクステ（人工のまつ毛を自分のまつ毛に接着させる増毛方法）は容易にはとれませんのでそのままで構いません。その分しっかり消毒を行います。

手術は局所麻酔で行います。眼科の手術台は歯科と同じように、座ったイスが倒れていってそのまま手術台になるものが多いです。あおむけになったあと、麻酔の点眼薬をさします。

手術前に点眼麻酔をさす

一般的に、麻酔は粘膜に良く浸透する性質があるため、眼の手術は術前の点眼麻酔だけでも十分に効くとされています。しかし当院ではさらに、眼を切開したあとも、より痛みが出ないよう眼内に麻酔を注入して進めていきます。これを前房内麻酔といいます。

痛みや不快感を極力抑えることは、患者さんが安心して手術を受けていただくために、とても重要というのが私の考えです。麻酔そのものは痛くもかゆくもなく、患者さんは麻酔をされていることにも気づきません。でも患者さんには分からない部分まで気を回し、きめ細かく配慮することも、手術の腕のうちだと思っています。

眼の手術はただでさえ、怖いイメージを持たれがちです。仮に、「あそこの医者は腕がいいけど、手術はすごく痛いよ」などと言われたら、二の足を踏んでしまう人が大多数なのではないでしょうか。

痛みや恐怖心、不快感といったネガティブな感覚は、心理面だけでなく体調面にも悪影響をもたらします。

人は恐怖を抱いたり緊張したりすると、血圧が上がりどきどきしてきます。これが極端になると、眼圧が異常に高まり、術中に駆逐性出血と呼ばれる大出血を起こす恐れがあるのです。眼内の組織が外へ飛び出してしまうため、万が一起こってしまうと著しい視力低下をきたします。

手術を安全に行うためにも、痛みや不快感は少ないほど良いのです。

患者さんは、手術台に上がる前から緊張している人がほとんどです。眼にまだ何もしていなくても、「痛いんじゃないか」「これから何をされるのか」とどきどきしてしまうものです。手術前の時点で、血圧が急に上がってしまう人もいるでしょう。

そこで当院では、手術直前の緊張を和らげるため、リラックス麻酔（笑気麻酔）という、数分程度のごく短時間だけ効く吸引式の麻酔もかけます。患者さんにとっては楽な気分で手術に入れますし、リラックスできれば血圧も安定しやすくなるので一石二鳥です。特に緊張しやすいタイプの患者さんには有用です。

白内障手術の4つのプロセス

白内障手術の手順は大きく①「切開」②「水晶体の核の除去」③「水晶体皮質の除去」④「眼内レンズの挿入」の4つに分けることができます。ここからは各手順について、当院で実際に行っている方法をふまえ説明していきます。

手術のプロセス1　切開

まず、古くなった水晶体を除去し新しい眼内レンズを入れるため、眼の表面を切開します。切る場所や方法はいくつかありますが、角膜を切る「角膜切開」と角膜と白目（強膜）の境を切開する「強角膜切開」の2つが主流です。当院では基本的に角膜切開、2.4㎜程度切開します（小切開）。

かつては10㎜程度切らないと水晶体が取り出せず、傷口が大きいために乱視や感染症のリスクがありましたが、今は小さい切開ですむようになり、そうした心配はなくなりました。小切開のため傷の影響は非常に少なく、角膜に歪みが出ることもなく乱視も生じることは少ないです。なお、角膜には血管が通っていないため、切り口からの出血も起こりません。

手術のプロセス２　水晶体の核の除去

眼の表面を切開したあと、眼内にある水晶体を取り出しますが、そのままの形では取り出しません。ふくろである水晶体嚢を残して中身の水晶体を取り出さないといけないからです。

まず、水晶体を包んでいるふくろである嚢の前部分を切開します。数ミクロン（１ミクロンは１０００分の１㎜）の非常に薄い膜なので、不用意に破いたりしないよう慎重に切り開きます。

そしてあらわになった水晶体に、超音波を発する専用の器具を当てます。この超音波のエネルギーで、水晶体を砕くのです。水晶体の硬さによりますが数分で粉砕されます。

昔は粉砕の技術が発達していなかったので、眼の切開も大きくせざるを得ず、そのために角膜が損傷するなどの合併症が起こりやすくなっていました。しかし今はミクロン単位、砂粒より細かいレベルまで安全に砕くことができますので、切開も小さく、安全に手術が行えるようになっています。術式の正式な名称は「超音波水晶体乳化吸引術」といいますが、これは白い液状に見えるほど水晶体を細かくできることからそう名付けられています。

ただし、どんなに細かくといっても砕く以上、かけらが飛び散り眼を傷つけないとも限りません。そこで、あらかじめ周囲をクッション性のあるヒアルロン酸で「養生」します。特に、角膜を作っている角膜細胞は再生ができませんので、傷付けてしまわないよう角膜の裏側にぴったりと粘度の高いヒアルロン酸を密着させ、守ります。こうした養生を「ソフトシェルテクニック」といい、一般的には角膜細胞が少ないケースにとられる処置ですが、当院では万全を期して、全症例に行っています。

水晶体は、超音波で砕きながら、同時に眼の外へ吸い出していきます。

このとき嚢の後ろ側、後嚢と呼ばれる部分を傷つけないよう、細心の注意を払います。後嚢が破れてしまうと、眼内レンズを嚢の中に固定することができず、そこで無理に入れてしまうと眼内レンズが目の奥に落ちてしまいます。

さらに深刻なのは、砕いた水晶体のかけらが眼の奥に落ちてしまう恐れがあることです。小さな破片であれば特に何事もなく時間とともに溶けてなくなってしまうのですが、大きな水晶体のかけらが落ちてしまうと目の中で強い炎症を起こしたり網膜剝離という失明につながる重篤な合併症を起こしてしまうことがあります。

このリスクは、白内障が進んでいるほど高くなります。進行した白内障では、水晶体が硬いため取り出すまでに時間がかかり、超音波を長く当て続けることで嚢が破れやすくなるからです。もし、水晶体が硝子体に落ちてしまうと、白内障手術とは別に、さらに大がかりな硝子体手術をしなければならない事態になります。

そうならないためにも、白内障は早めの手術が望ましいといえます。

手術のプロセス3　水晶体皮質の除去

水晶体は中心の核といわれる部分とその周りを覆っている皮質の部分があります。超音波で核を取り除くと、この皮質だけが嚢の内側に残った状態になります。この皮質は非常に柔らかいため、超音波をかけなくても吸引する器具だけで取り除くことができます。この際にも誤って後嚢ごと吸引して嚢を破らないように気を付ける必要があります。ここまで終わると嚢の中は空っぽの状態になります。さらに嚢に付着した細かい水晶体細胞を丁寧に除去することで後発白内障の発生を抑えることができます。これまで行うと当然その分時間は取られますが、当院ではそこまで気を使って手術を行っています。そこで時間を短縮しようとたいした時間ではありません。

手術のプロセス４　眼内レンズの挿入

水晶体を取り除くと、空っぽになった嚢、つまり水晶体が入っていたふくろだけが残ります。この中に、水晶体の代わりとなる人工の眼内レンズを入れます。

この時点で、嚢は中身がない状態なので、しぼんでいます。そこで、作業しやすいよう、まずクッション代わりになる粘度の高いヒアルロン酸を嚢に注入しふくらませます。

そこにレンズを入れるのですが、このとき最も注意しなければならないのが感染症です。術後の感染症を起こす原因の一つに、レンズを入れる際に眼の表面についた菌が持ち込まれることが指摘されています。菌が眼内に持ち込まれてしまったら、術後に眼の中で菌が繁殖してしまうリスクがあるからです。

そんなことにならないよう、当院では眼の表面を念入りに消毒してからレンズを挿入します。

乱視用レンズの場合は、入れる向きがその人の乱視の向きによって決まっています。これがずれてしまうと、適切に矯正できないため、角度を合わせて慎重に入れなければなりません。当院では、手術アシスト機器「カリスト・アイ」を用い、寸分の誤差も出ないようにしています。

　レンズが入ったら、〝養生〟に使っていたヒアルロン酸などをきれいに取り除き、眼の中をしっかり洗浄します。その後、目の硬さ（眼圧）を整えるために、目の中に房水と同じ成分の溶液を注入します。当院ではこのとき、抗菌薬の入った溶液を使っています。これもレンズ挿入時と同様、感染症を起こさないためです。最後に眼内を洗うのは、決まった手順としてすべての医療機関で行われることですが、どの程度丁寧であるかは医師によってまちまちです。当院のように、感染に気を使って、抗菌薬を混ぜる医療機関は少ないのではないでしょうか。

　これで手術は終わりです。切開部分は非常に小さいため術後自然に閉じていくので、縫い合わせる必要はありません。

人工レンズを入れる

①

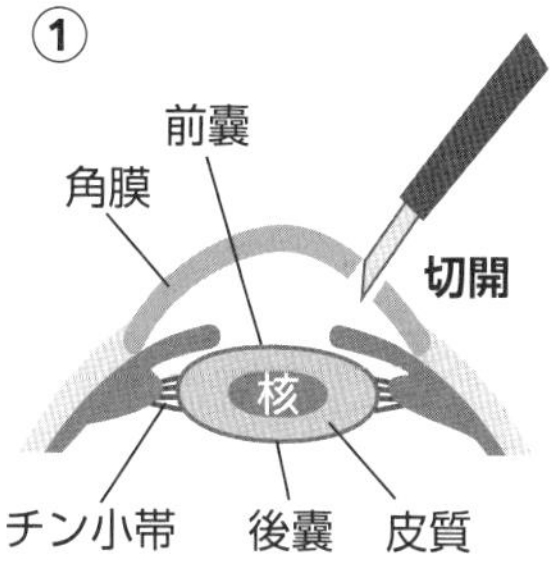

眼球の切開

②

濁った水晶体を取り出す

③

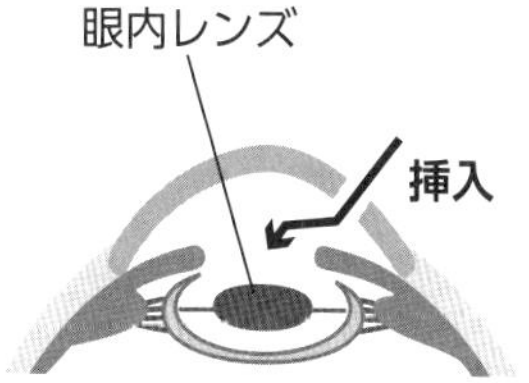

眼内レンズの挿入

手術後の流れ

手術後の流れは眼科によって異なりますので、当院を例に挙げます。

手術は10分程度で終わりますが、術後も瞳孔が大きく開いていたり、手術中の顕微鏡の光で目がくらんでいるためすぐには帰さず、別室でお茶とおしぼりを出し、少し休んでいただきます。

その後、傷を外からの衝撃から守るための保護メガネをかけ、抗菌薬、ステロイド、非ステロイド性抗炎症薬の３つの点眼を処方します。眼の手術といえば術後に眼帯のイメージがあるかもしれませんが、当院では使いません。その理由として、手術の傷口は非常に小さいので普通に開くことはまずないこと、眼帯をしてしまうと点眼できないのでそのまま放置になりますが、保護メガネだと術後の早期から点眼できるため、感染予防や消炎効果が高いことが挙げられます。また、眼帯をしているとその間はまったく見えない不安がありますが、保護メガネでは早い段階から見えるので安心です。以上の理由から、術後は眼帯をするのが当たり前だった時代とは変わってきています。

なお、この保護メガネは、寝ている間無意識のうちに眼をこすってしまわないよう、就寝時もかけたままにしていただきます。

手術翌日、診察にて傷の状態や感染を起こしていないか、眼圧は正常か、などを確認します。

手術が終わったら一安心、と思われがちですが、実は術後の方が、感染症のリスクは高いのです。手術中は清潔な院内で、医師が細心の注意を払っていますが、術後に自宅で生活しているとどうしても衛生面は医療機関よりも劣りますので、患者さんが意識して、点眼薬で感染予防に努める必要があります。実際、術後に処方された目薬をきちんとささなかったために、黄斑浮腫という眼底がむくんでしまう合併症を起こし、良く見えなくなってしまった、というケースもあります。

手術の翌々日にも診察にきていただきます。このときに、術前に狙ったとおりの見え方になっているかを確認します。特に乱視矯正機能がついたレンズを入れた場合、手術で正しい位置に入れても、すぐに定着しないため、1日2日のうちに少しずれてしまうこともあるのです。その場合、まだ手術時の切開部分が完全に閉じていないので、再度位置調整をします。

併せて感染症が起こっていないことも改めて確認し、問題がなければ次は一週間後にきていただきます。

術後1週間の診察で、改めて傷の具合や視力をチェックします。なお、感染予防の点眼薬は徐々に減らしていきますが、最低半年間はさしていただきます。

白内障手術のおおまかな流れ

手術日の３日前	抗菌薬の目薬を自宅で点眼
手術日	予定手術開始時間の１時間半前に来院し、散瞳の点眼を複数回さす。手術は10分程度。術後から７日間程度、保護メガネをかけ、抗菌薬と消炎の点眼を開始
手術の翌日	診察にて傷の状態や感染を起こしていないか、眼圧は正常か、などを確認
手術の翌々日	診察にて術前に狙ったとおりの見え方になっているかを確認
術後１週間後	診察にて改めて傷の具合や視力を確認

早く普段の生活に戻れるように

私には一つ、手術に関して確固としたポリシーがあります。それは、「手術のために、日常生活に制限をかけるのを極力なくす」ことです。

「眼帯をしない」のもその一つ。眼の手術後しばらくは、眼帯でぴったりと眼を覆うのが一般的ですが、当院ではそれを行っていません。

その代わり、保護メガネをかけます。これは眼の横まで覆われるようにできている、一見ゴーグルのような眼鏡です。花粉症の眼鏡にもよく似ています。

そもそも眼帯をする一番の理由は「傷を守ること」にあると言われています。傷から菌が入って感染症を起こしてはたいへん、ということです。

しかし、実は術後の感染症は、ほとんどの場合もともと眼の表面にいる菌が原因です。外から菌がとんできて入る、というのはまず、考えられません。

そのため、ガーゼでぴったり覆っても感染症予防にとってあまり意味はない、ということになります。

それどころか、眼帯をしている間は距離感が分かりづらかったりすることで転んでしまう危険もあります。患者さんは片眼で生活することになるので、何より不便です。

もちろん、何かにぶつかったりものが当たったりしては危ないので、そのガードは必要です。でもそれなら、保護メガネで十分なわけです。

万が一、外部の菌が眼にとんできたとしても、眼鏡をかけていればしっかり防御できます。

保護メガネなら、眼をぴったりふさいで見えなくしてしまうわけではありません。患者さんは手術直後から、ぼんやりとしながらでも見えていて、翌日にもなれば、よく見えるようになっています。

手術当日は車の運転はできませんが、翌日からは可能です。眼帯の場合、とれるまでは送り迎えや公共交通機関に頼らなければなりませんが、眼帯をしていなければ一部の場合を除いて自分で運転して受診することも可能です。

仕事も手術翌日から、普段どおりできるようになります。保護メガネはかけていただく必要はありますが、見る機能には影響ありません。

保護メガネであれば、早期から抗菌薬の点眼が可能です。眼帯の場合、ぴったりふさがれている間は目薬もさせませんから、どちらが感染症予防に良いかといえば、私は前者と考えます。同様に抗炎症薬の点眼も早期から行えるので術後の炎症も早く良くなり、視力回復のスピードも上がります。

このように、保護メガネは、患者さんが早く普段どおりの生活に戻れるようになり、かつ感染症予防もでき、かつ視力の回復も早い、と、眼帯よりもメリットが多いという結論に達しました。

白内障手術において、国内ではまだ術後に眼帯をするほうが多数派であり、保護メガネにすることは当初、私も不安がまったくなかったわけではありません。しかし今まで数百例手術を行ってきて、一度も感染症などのトラブルは起こっていませんし、眼帯をしていたときよりも回復が早くなっていると実感しています。患者さんからも「翌日から運転もできるし、いつもの生活が送れて不便さがない」と、たいへん喜ばれています。

保護メガネ

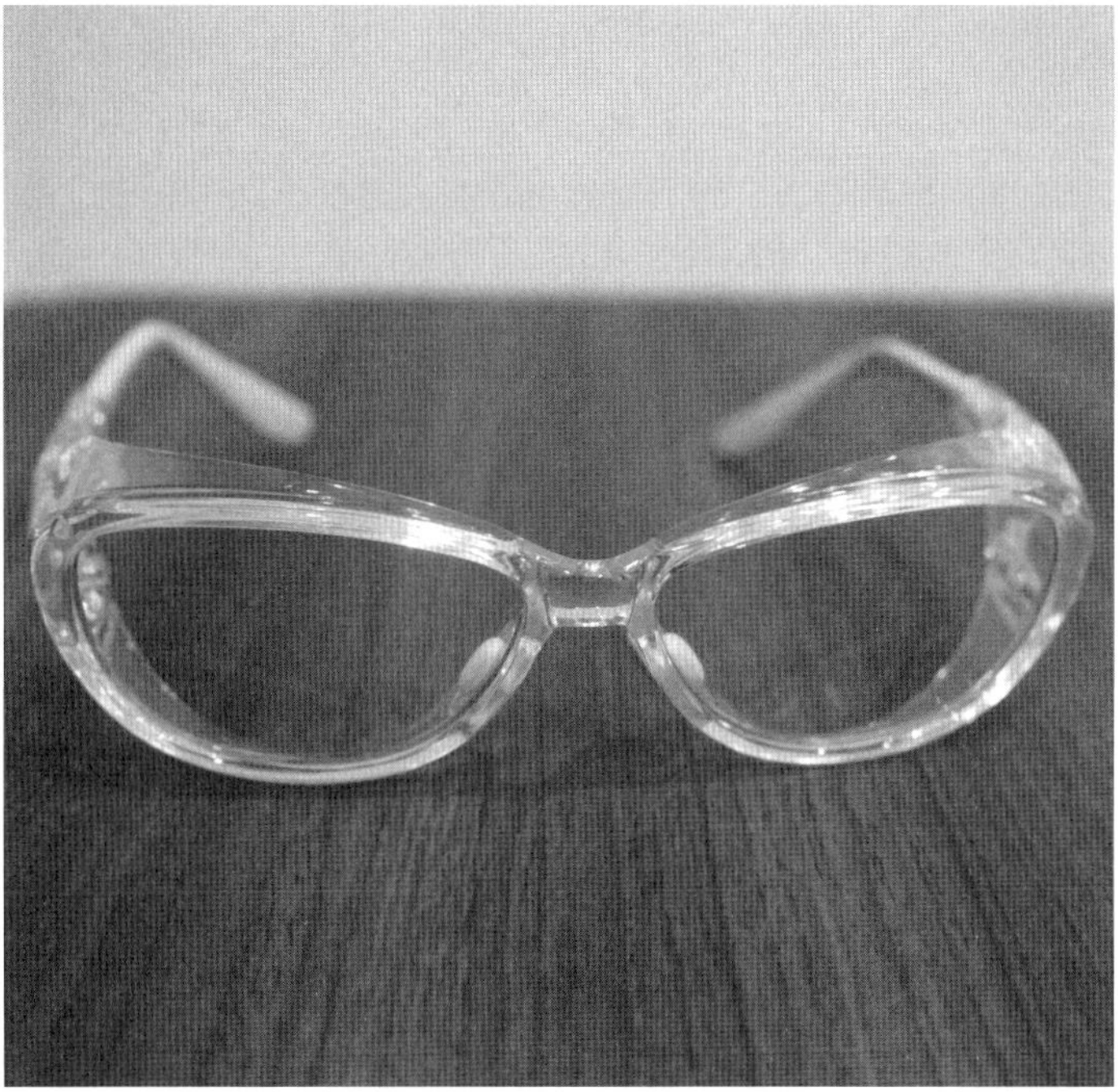

医院選びのポイントは？

白内障手術は人生で1度だけです。1度の手術で、その後の人生における〝見え方〟が決まります。それは暮らしやすさや、生き方とイコールである、と言っても過言ではないでしょう。

それなら自分にとって最高の、満足できる手術を受けたい、と思うのが自然です。ではどんな医療機関が良いのでしょうか。皆さんはどう思いますか？

「名前の知られた大学病院なら信頼できる」

「このへんでは、昔からやってる○○眼科医院でみんな受けてるから、私も」

「近所の○○さんが行ったところ、すぐ手術してくれたって。そこにしようかな」

「最近できた××というクリニック、キレイだし設備も良さそう」

いずれも世間話で聞かれそうな言葉です。大きな病院や、古くからある眼科医院など、ネームバリューが大きいほど良い病院、信頼できる病院、との印象を抱く人が多いのではと思います。

しかし実際には、開業年数や規模だけでは手術の質を判断するのは困難と言わざるを得ないのです。もちろん、これは大病院や古参の医院がいけない、と言っているのではありません。すばらしい腕を持ち、地域に貢献している医院はたくさんあるでしょう。ただ、大きければ、有名であればどこでも安心できる、と決めてしまうのは早計である、と言いたいのです。

実際に、手術の症例数は豊富だけれど、レンズの選び方が画一的で、必ずしも患者さんの希望に沿ったものになっていないとか、予期せぬ合併症が起こったときに対応できず、別の病院で再手術を受けなければならなくなった、といった話は同業の耳にも入ってくるものです。

それでは、どんな医院が〝腕の良い医院〟なのでしょうか。8つのポイントにまとめて、私の意見を述べたいと思います。

ポイント1　硝子体手術ができる

硝子体とは水晶体の後ろ側にあるゼリー状の組織で、眼球の体積の大部分を占めます。この硝子体を取り除いたり網膜の病変を扱う手術を硝子体手術といいます。眼科の手術は、水晶体を境にして、その前と後ろではまったく難易度が違います。硝子体手術は格段に難しく、特別な技術と設備を必要とします。

眼科医の中でも、硝子体手術ができる医師は非常に少ないです。私の元にも、月に何度か、他院で硝子体手術が必要と言われた患者さんが紹介されてきます。

白内障手術のつもりで進めていったら、水晶体が硝子体に落ちてしまったり、水晶体嚢が破れて硝子体が前に出てきてしまったり、というアクシデントがないとも限りません。それ自体は医師の腕うんぬん、ということだけではなく、患者さんの眼の性質などにより、もともとリスクの高い人は存在します。

問題はそのあとです。硝子体手術ができない医師の場合、そこで手術を中断し、急いで硝子体手術のできる病院へ送らなければなりません。患者さんにとっては、

10分程度の白内障手術のつもりが、何時間もかかって別の病院へ移送され、そこで緊急手術を受け、入院するような事態になってしまうのです。

硝子体手術もできる眼科医なら、30分～1時間程度に手術時間は延びますが、患者さんはそのままで、きちんと最後まで手術を続けることができます。手術の技量によって頻度は大きく異なるので割合は割愛しますが、私も常に、硝子体手術ができる体制を整えて白内障手術にのぞんでいます。

おそらく、眼科医に「もしあなたが白内障手術を受けるとしたら、どんな医院を選びますか？」と尋ねたとしたら、ほとんどの人が「硝子体手術に熟達した医師がいる医院」と答えるのではないかと思います。そのくらい、病院選びの〝肝〟になる条件と考えます。

ポイント2　眼内レンズの選択肢が多い

ここでいう「選択肢が多い」とは、患者さんが自由に選べる、というニュアンスとはちょっと違います。患者さん一人ひとりに適したレンズを、多くの種類の中から選び出せる、といった医師側の選択肢ととらえてください。

医院によって、どのレンズをどのくらい使い慣れているか、つまり患者さんの眼の状態に合わせて適切に入れ、狙ったとおりの視力が出せているかは、実はまちまちです。特に、多焦点眼内レンズは左右のバランスも含め、的確に選んでいかないと、患者さんは見え方に満足いかないことが多いのです。単焦点眼内レンズはその点、ピントが合う距離は一つに決まっていて、その距離以外は眼鏡で調整が必要というのは分かっていますので、そう不満になることもないのですが、多焦点眼内レンズではより高精度なピント合わせが望まれますので、レンズ選びが難しいのです。

いかに的確なレンズを選べるかは、検査の正確さに加え、医師の経験とそれに基づいたセンスがものをいいます。多焦点眼内レンズは日本ではここ20年ほどの間に使われだしてきたので、ベテラン医師といえどもそれ以前の、単焦点眼内レンズしかなかった時代のやり方にしか慣れていなければ、適切な多焦点眼内レンズを選べるとは言えないでしょう。

もっと問題なのは、眼内レンズ＝遠くを見えるようにする（近視を解消する）レンズと、はなから決めている医院も散見されることです。近くを見るときには眼鏡をかけてください、というわけです。

しかし患者さんの中には、仕事や生活スタイルによって、近くがよく見えている方が合っている、という人も当然います。それでも、白内障手術をするとみな老眼になるものなのですよ、と思い込まされて、わざわざ不便な見え方にさせられてしまうのです。

そのような手術が、良い手術と言えるでしょうか？　もし医師から「うちではこのレンズに決めています」と言われたり、レンズの詳しい説明がなかったりしたら、手術はいったん保留にし、セカンドオピニオンをとるほうが賢明だと私は考えます。

ポイント3　検査や手術に使う機器が新しい

眼という小さな器官のごく狭い範囲を、ぶれやずれなく精密に手術していくには、術者の手先だけに頼るよりも、より確実で安心なサポートがあったほうが間違いないです。手術に使う機械は新しいほど高性能であり、手術をより安全、正確に行う上での貢献度は高いと私は考えます。特に多焦点眼内レンズにおいては度数をきっちりと、患者さんにとっての良い見え方に合わせていく必要があります。そのため検査機器にも、同様のことがいえます。レンズを決める際に用いる検査機器は、計測技術やデータの処理能力が高いほど、正確かつ短時間でレンズを絞りこむことが可能です。

とはいえ、どの医院にどんな機械が入っていて、それがどの程度新しいものなのかは、一般の人にはなかなか分からないのも事実です。大病院なら機械も最新のものを入れているだろうと思われがちですが、必ずしもそうとも言えません。また、腕に自信のある医師のなかには、機械に頼らず昔ながらの、自分が長年かけて習得してきたスタイルで手術をする人もいます。正確であれば良いので、その方針が悪いというわけではないのですが、手技というのは術者のその日の体調によっても、できの良し悪しは違いますし、術者が歳を重ねれば、普通はだんだん衰えていくものです。しかも、どんなに経験が豊富であっても、近年のテクノロジーには敵わないのです。機械を使うことで常に高いクオリティの手術が可能になるのなら、そのほうが良いのは誰が考えても明らかでしょう。

一般の人には「分かる範囲で」としか言えず歯がゆいのですが、ホームページなどで使用機器の情報開示をする医療機関も増えてきましたので、判断材料の一つになるかもしれません。

ポイント4　視能訓練士がいる

視能訓練士とは、視力検査や視野検査など眼に関わる検査や、子どもの弱視訓練など、眼に関する検査を行う専門職です。国内では1971年に誕生し、国家資格となっています。残念ながら認知度はあまり高くありませんが、視能訓練士になるための短大や大学があります。皆さんの中にも、もしかしたら「初めて聞いた」という人がいるのではないでしょうか。

「それじゃ、眼科医院で視力検査をしてくれる人はみな、視能訓練士なの？」といえば、実はそうとは限らないのです。現在のところ、視能訓練士の資格がないと検査に携われない、という法律はありません。

白内障に関しても同じで、必ずしも検査やアフターフォローを行うスタッフが視能訓練士とは限りません。視能訓練士は術後の見え方についても熟知しており、例えば術後、見え方に今一つ満足がいかないとか、術前と見え方に大きな変化があり慣れない、といった患者さんの悩みに対し、視機能のスペシャリストの立場からアドバイスしたり、訓練したりもできます。手術前にも、今の目の状態から術後はこういう見え方を選ぶほうが良いですよ、というアドバイスもできます。視能訓練士の資格がなくても、これらに長けたスタッフはいると思いますが、やはり国家資格を持っている人からのほうが患者さんもより安心でしょう。

当院にも6名の視能訓練士が常勤しています。眼内レンズを決める検査をはじめ、種々の検査を担当して、術後の相談にものっています。手術を検討している医療機関に、「視能訓練士はいますか？」と一言聞いてみると良いでしょう。

ポイント5 「今すぐ手術を」と強要してこない

白内障と診断されて「今なら手術室の空きがあるから、すぐできますよ」と言われたら、皆さんはどのように思われるでしょうか。「すぐ手術してくれるとは、ありがたい」とばかりに、その場で決めてしまうでしょうか。

一見、迅速に治療してくれる親切な医院のように思われるかもしれませんが、実は要注意。中には「手術件数をかせぎたい」がため、質に重点をおいていないところもあるからです。はっきり言ってしまえば「多かろう悪かろう」というわけです。

そもそも、眼内レンズにはメーカー、度数、乱視矯正機能の有無などたいへん種類が多く、それらすべてを在庫として常時院内においておくのは、まず困難といっていいでしょう。通常、検査をして眼内レンズを決めたら、在庫があればそれを使いますが、なければメーカー等に発注し、取り寄せることになります。取り寄せには、数日〜1週間程度はかかりますので、手術はその後の日程で組む必要があります。

すべての医院がそうではありませんが、手術を急ぐところはもしかしたら、レンズの選択がアバウトで、院内の在庫にあるものからしか選んでいない可能性もあります。

たとえそれが患者さんに合っているものだとしても、もし、もっとよく説明を聞きたいのに、「すぐ手術を」の一点張り、という印象を受けたら、いったん保留にし、帰宅する勇気を持つことも、納得のいく手術のためには大切だと考えます。白内障手術は見え方が不便であれば早いほうがいいのは確かですが、1日2日を争うような病気ではありません。手術を受けてしまってから「こんなものかな」「期待していたほど見えなかった」となるよりは、セカンドオピニオンをとるなどしながら、良い医院をじっくり見極め、満足度の高い見え方を得られるほうが、その後の人生の幸福度を上げることは明らかです。

ポイント6　乱視も矯正できる

乱視がある場合、それも矯正してくれるのか、あるいはそれは眼鏡を使ってください、というのかでは、術後の快適さが違ってきます。

乱視の矯正は、軽度なものなら術中に切開する位置を調整することで改善するケースもあります。それで対応できない場合でも、眼内レンズには単焦点、多焦点とも乱視矯正機能がついたレンズはありますから、それで矯正が可能です。

本来なら術後、裸眼ですむところ、乱視の矯正はしませんと言われ、術後も眼鏡やコンタクトをつけるのでは、経済的負担も変わってきます。

実は乱視矯正機能のついた眼内レンズは、そうでないレンズよりも仕入れ価格が高いという事情があります。しかし、保険診療内で行う単焦点眼内レンズを使った白内障手術の保険点数は、乱視矯正の有無にかかわらず一律です。つまり、乱視矯正機能のついたレンズを使うと、仕入れ価格が高い分、病院の利幅が薄くなるのです。

そのような裏事情から、乱視矯正機能付きの眼内レンズを使わない医院もある、というわけです。

しかしそれでは本当に患者さんのためを思った白内障手術にならないことは明らかです。乱視の矯正もしてくれる医院を選びましょう。

ポイント7　手術件数を過信しない

「年間〇件の実績」といった、手術数のアピールにも冷静な目を持つことが望ましいと考えます。「症例が多い」→「経験豊富」→「良い医院」と考えられがちですが、本当に見極めたいのは経験の「中身」です。数ばかり多くても、手術中の感染症予防策が甘かったり、突発的なトラブルに対してお手上げだったり、眼内レンズの選択肢が少なかったりしては、良い医院とはいえないでしょう。

また、症例の多さは往々にして、医院の立地に左右されます。腕が良くても立地条件が悪いために件数の伸びが鈍い医院もあります。件数が多くてもそれが一人の医師によるものか、複数の医師の合計なのかによって意味合いが違ってきます。

なお、大きな医院では、ほかの医院から非常勤できている医師が執刀するケースも珍しくありません。手術のためだけにきている可能性もあるので、同じ医師に術後も診てもらいたいと思ったら、事前に可能かどうか確認するほうが良いでしょう。

ポイント8　手術時間が短すぎない

かつて器具や技術が発達していなかった時代は、白内障手術も入院を要していました。しかし今は、高齢で通院が困難などの特別なケースを除き、日帰り手術が主流です。そのせいか、簡単に手術が受けられることばかりがクローズアップされ、手術時間も短いほど良い、といった風潮がどうも白内障手術にはあるような気がしてなりません。実際に「5分で終わる」といった宣伝文句も多く見かけます。

私ももちろん、手際よく迅速に行うことを心掛けています。

しかしそれはあくまでも「正確さ」や「丁寧さ」とセットであることが前提です。これらをすべて最高の質でクリアするには、最短でも7、8分はかかります。おおむね10〜15分程度。これが白内障手術にかかる標準的な時間といえます。もちろんこれは、術中の突発事項がなく、予定どおり進んだ場合です。

さすがに、何もアクシデントなどないのに、30分程かかるようなところは、腕に疑問を持たざるを得ませんが、逆に、3〜5分などと喧伝しているところも考え物です。上手であることは間違いありませんが、一つひとつのプロセスが雑だったり、端折っていたりする可能性があると、言わざるを得ません。

例えば、眼内レンズを入れてから、眼の中にクッション代わりに入れていたヒアルロン酸を洗い流す、というプロセスがあります。これを雑にしてしまうと、感染症のリスクが高まります。眼の中を清潔にすることはとても大事。また、後発白内障が起こりにくくするために水晶体嚢をできるだけきれいに磨くという操作もひと手間にはなりますがやるかやらないかということもあります。

手術は単に水晶体をレンズに入れ替えるだけ、というものではありません。そうした細かい手間をかけて丁寧にやっていくのです。

１時間かかる手術が10分ですむようになった、という話であれば画期的ですが、10分程度の手術が５分、であれば、その５分で患者さんの体力が大きく消耗するかといえば、白内障手術ができる健康状態の方ならまず問題になりません。それよりも、患者さんの術後の経過まで考えた処置をきちんと、丁寧にしてくれて10分かかるというほうが、受けられる恩恵は大きいでしょう。

第6章

症例紹介
見え方が変われば人生が豊かになる

本章では、私のクリニックで白内障手術を受けた患者さんの症例を3つご紹介します。

年代もライフスタイルもさまざまですが、いずれの方も見え方が手術前後でがらりと変わり、快適な生活を手に入れています。趣味も仕事も今まで以上に打ち込めるようになり、意欲が湧いてきたとおっしゃる人もいます。

紙幅に限りがあり、ほんの一部しか載せられませんが、白内障手術を機に生活が変わった、手術を受けて良かった、こんなに良く見えるようになるならもっと早く受けていれば……との喜びの声は日々、私の元に寄せられます。そうした患者さんたちの声や、目を輝かせ活き活きとした表情に、私たち医師スタッフ一同、手術をして良かったとの思いを一層、強くします。

高齢の方の中には「もう年だから、手術してもしなくても同じ」とおっしゃる人もいますが、決してそのようなことはありません。手術で若いころのような見え方になると、気持ちも若返ります。「もう年だから」なんて言葉も忘れてしまうかもしれません。

また、40～50代の比較的若い世代で、まだごく早期の白内障の人でも、快適な視生活を手に入れるために手術に踏み切るケースがあります。症状の進行度合いからみれば、決して手術を急ぐ必要はないのですが、もともと近視や乱視などの屈折異常が強い場合は、眼内レンズに入れ替えることでそれらの矯正も可能だからです。

白内障手術のメリットが多岐にわたることも、ケース紹介を読めばご理解いただけるものと思います。白内障手術は見え方をトータルにランクアップし、眼だけにとどまらず心や体にも良い影響をもたらす治療といえるでしょう。

Case 1

多焦点眼内レンズで、趣味のゴルフも仕事もパフォーマンスUP！

Aさん（60歳　男性）

Aさんの長年の趣味はゴルフ。会社役員という立場柄、接待でよく出かけるほか、プライベートでも仲間を誘って近郊のゴルフコースに繰り出しています。ときには海外にまで、ゴルフ目的で出かけることも。

腕もなかなか良く、地域の同好会が催すコンペでの優勝経験もしばしばで、部屋に飾られたトロフィーや盾が自慢のAさんでしたが、どうもここ1、2年、うかない顔をすることが増えてきました。

というのも、それほど好きなゴルフがどうもプレーしにくいと、感じるようになってきたからです。

自分が打ったボールの行方が途中から分からなくなってしまったり、このあたりと向かった先でしばしば探し回ってしまったり。そのたびに、周囲の人に確認しながら進めるものの、時には自分が思っていた軌道とまったく別方向に飛んでいることもあり、落ち込んでしまいます。

日差しの強い日にはサングラスをかけて対策しますが、それでもまぶしくて良く見えません。

パーショットを試みても芝目がよく見えないため、カップの手前で止まってしまうショートを繰り返すように。以前はこんなことなかったのに……と、Aさんは悔しくてなりません。当然、スコアも伸び悩んできてイライラ。周囲につい当たってしまい、場の雰囲気が悪くなることも増えてきました。

好きなゴルフが楽しめなくなっただけではありません。仕事の場でも不便を感じるようになってきました。例えば取引先と名刺交換をしたとき、以前ははっきり見えていた手元の文字が、老眼鏡をかけてもぼんやりとしか見えないのです。相手の役職や名前を間違っては失礼に当たりますので、毎回ひやひやしています。

「眼鏡が合わなくなったのだろうか」そう思い眼鏡店へ行ったAさん。そこで「眼鏡の問題ではなく、白内障の可能性がある」とお店の人に眼科の受診を勧められました。

私のクリニックで検査を受けたところ、やはり白内障であることが判明。実はＡさん、怖がりな一面があり、眼の手術なんて！　と最初は後ろ向きでしたが、多焦点眼内レンズを入れれば遠近ともに見えやすくなることを知り、またゴルフが楽しめるようになって、仕事もしやすくなるのなら……と、多焦点眼内レンズによる白内障手術を決意しました。

手術前日は緊張のため眠れなかったＡさんですが、手術中に痛みはまったく感じることなく、加えて術前のリラックス麻酔で不安もうそのように消え、落ち着いて手術を受けることができました。

今ではゴルフのときに、遠くへ飛んでいったボールの行方もグリーンの芝目もくっきり見えるようになり、スコアもめきめきと回復。名刺を見るにも老眼鏡が不要で仕事時の不便さもなくなり、どちらもまだまだ現役で頑張れそう、と意欲的です。手術は怖い、と避けていましたが、こんなに良く見えるようになるのなら、もっと早く受ければ良かったと、友人知人への語り草にしています。

ゴルフをしたことがある人ならよく分かると思いますが、プレー中に遠くを見ることもあれば、手元のスコアやグリーンにのせたあとの芝目など、近くを見ることもあり、遠近に視線を動かす必要があるスポーツです。野球やテニスも同様のことがいえるかと思います。スポーツに限らず、車の運転などもそうで、生活上、遠くも近くも良く見えることが必要な人は高齢者の中にも多いと思います。

Aさんの場合、手術前は手元もよく見えず仕事に支障が出ていたので、多焦点眼内レンズによる白内障手術はベストな選択といえます。

眼の手術に対して恐怖心を抱く人は大勢いらっしゃいます。しかし今は、麻酔がよく効き、かつ手術中の短時間だけ効いてリラックスさせる笑気麻酔も使うことで、苦痛のない手術が可能になっています。短時間ですみ、圧倒的に良い見え方を得られるので、仕事にも趣味にも全力投球したい人にとって、特に見え方の質が良くなることは大きなメリットといえるでしょう。

Case2

趣味の刺繍で思いどおりの作品が作れるようになった！

Bさん（85歳　女性）

一人暮らしが長いBさんですが、これまで特に日常生活に不便を感じることはありませんでした。手先を動かすことがもともと大好きで、趣味は裁縫と刺繍。特に刺繍は二十代のころから続けており、今でも年に一度は地域のサークルでの作品展に出品。クッションカバーなどの大きいサイズの作品にも意欲的に取り組んでおり、たくさんの色を使った花や鳥の刺繍を得意にしていました。

眼科を受診したのは目やにがきっかけで、見え方が悪いと感じてはいなかったのですが、検査したところ白内障が見つかりました。これまで老眼鏡をかければ、刺繍や裁縫も、身の回りのこまごまとしたことも、不自由なくできていたので、白内障にまったく気づかなかったBさんですが、水晶体が褐色に近いほど濁っており、そのために視力もかなり低下していることが分かったのです。

そのうえ、Bさんの白内障は核硬化型で、水晶体の中心が硬くなるタイプだったので、これ以上放置していると、水晶体を超音波で砕くことができず手術が困難になる恐れがありました。

検査結果の説明を当院から受け、単焦点眼内レンズでの白内障手術を受けることにしたBさん。術後最も驚いたのは、「見え方が今までとまったく違う」ことでした。例えば子どもに海へドライブに連れていってもらったとき、空や海の青さがとても鮮やかでびっくり。「自分以外の人が見ていた海は、こんなにキレイだったのか」と、改めて今まで見えていたつもりが見えていなかったことを思い知りました。

さらに驚いたことには、今まで自分が何年も手掛けてきた刺繍の作品が、手術前に自分が見えていた色とまったく違う色だったのです。作る前に一生懸命デザインを思い描いていたのに、できた作品がそのとおりになっていなかったということに驚きました。

でも今は、老眼鏡は必要ですが、イメージどおりの色やデザインで刺繍することができるようになり、満足しています。ほかの人が見えている色と同じように見えているので安心して作品作りに取り組めます。ますます刺繍が好きになり、張り切って作品作りをしています。

目がよく見えるようになったＢさん、今度は眼瞼下垂が気になってきました。眼瞼下垂になると、まぶたが下がって眼球を覆うので見える範囲が狭くなり、上の方を見るときにまぶたが邪魔なので、一生懸命まぶたを上げたり、あごを上げて見ないといけないなどの不便があります。それまでＢさんはさほど気にしていなかったのですが、せっかく良く見えるようになったのだからと、思い切って眼瞼下垂の手術も受けることに。

手術後、目元がぱっちりして、今までよりも若く見えると周囲に言われ大満足です。良く見えるうえ、見た目も若返り、人づきあいもそれまでより活発になったと笑顔で話すＢさん。外出の機会も増えてはつらつとし、一石二鳥にも三鳥にもなったようです。

白内障はゆっくり進行するため、見え方の変化に気づきにくく、発見が遅れる場合があります。手術後に、それまで自分では見えているつもりでも見えていなかったことに気づき、驚かれるケースはたくさんあります。

この方は普段の生活で不便を感じていなかったようですが、手元での作業が多いと、白内障によるかすみ目やだぶって見える症状が気になり受診される方も多いです。

高齢の方でも、眼にほかの重篤な疾患がなければ白内障手術は問題なく受けられます。ただし、進んでしまった白内障では、水晶体がかちかちに硬くなりすぎて手術が困難になったり、合併症のリスクが高くなったりするので、難治症例の手術経験豊富な医療機関を選ぶことが望まれます。

なお、眼瞼下垂になると、まぶたが下がって見えにくくなるのを、あごや額を上げて補おうとするので、頭が痛くなったり、額にシワができたりします。不便を感じている人は眼科に相談すると良いでしょう。

Case3

40年以上手放せなかったコンタクトが不要に。裸眼でくっきり！

Cさん（54歳　女性）

子どものころから強度の近視で乱視もあり、今まで40年近くハードコンタクトレンズを装用していたCさん。40歳を過ぎたころから老視が出てきて、だんだん手元が見えにくくなってきたので、会社でデスクワークをするときにはコンタクトレンズを装用したうえで、老眼鏡や中近両用眼鏡をかけていました。

あるとき、コンタクトレンズを処方してもらっている眼科医院で定期検診を受けたところ、「白内障が始まっているようです」と主治医に言われびっくり。50代で白内障になるとは思ってもみませんでした。

でもこの病気について自分なりに調べたところ、手術を受けることで近視も乱視も矯正されることを知り、とても興味が湧きました。今まで長年にわたり装用してきたコンタクトレンズが不要になることに何よりの魅力を感じたのです。

当初、単焦点眼内レンズを入れて仕事で手元を見るときには老眼鏡をかければいいやと割り切っていたＣさんでしたが、当院から多焦点眼内レンズの説明を受けて考えが変わりました。多焦点眼内レンズならば老眼も矯正され、裸眼での生活が可能であることが分かったからです。

それならぜひと、Ｃさんは多焦点眼内レンズでの白内障手術を選択しました。

白内障の病状はまだ初期で、早急に手術が必要な状態ではありませんでしたが、Ｃさんはどうせいつかは受けることになる手術ならば、と診断後すみやかに手術を受ける決心をしました。

手術前は緊張しましたが、麻酔がよく効いて痛みはまったく感じず、10分程度であっという間に終わりました。術後の経過も良好で、何より会社を休んだのは手術当日の半日のみ、翌日から仕事に戻れたので周囲に迷惑をかけずにすんだのはＣさんにとってとても大きなメリットでした。

白内障の手術は片方ずつ日を空けて行うため、もう片方の手術が終わるまでは見え方のバランスが悪かったのですが、晴れて両眼の手術がすんだあとは、これまでの生活がうそのように快適に。

なんといっても、コンタクトレンズや眼鏡なしで、近くも遠くもくっきりと良く見えるようになったことは大きな喜びです。これまでは、朝起きたときにすぐ眼鏡をかけなければぼうっとして何も見えなかったのに、今では目覚めてすぐ周囲がハッキリ見えます。コンタクトレンズや眼鏡にかかっていた日々の手間もなくなり、裸眼で過ごせるってこんなに楽なんだ、とCさんはつくづく実感しました。

なお、手術前に、多焦点眼内レンズでは夜間の運転時に、対向車の光が散って見えたりすることがあるとの説明を受けていました。確かに時々、そう見えることはあるのですがごくわずかで、運転に支障が出ることもなく良かったと思っています。

会社の同僚や友人の中には、手術前に「まだ若いのに白内障手術？　必要なの？」と言う人もいて、少し気持ちが揺らいだこともあったCさんですが、手術を受けて本当に良かった、と思っています。

50代は確かにやや早めではあるものの、白内障は若年でも発症する場合があります。一般的には40歳を過ぎたころから老視が始まったり、緑内障のリスクが高くなったり、加齢に伴いさまざまな変化が目にも起こりやすくなりますので、定期的に眼科検診を受けると、白内障を含む眼の病気全般を早期で見つける役に立つでしょう。

Cさんの場合は今まで、コンタクトレンズを装用のうえ、さらに老眼鏡をかけて生活しており、長年の慣れがあるとはいえ、相当煩わしかったことと思います。多焦点眼内レンズを用いた白内障手術なら、遠近とも裸眼での生活も可能になりますので、白内障の比較的早い段階でも、見え方の質が格段に上がることを期待し白内障手術に踏み切る方も大勢いらっしゃいます。

Cさんはフルタイム勤務の方で、手術の翌日には仕事に戻れたこともたいへん喜んでいました。手術の当日は半日だけお休みいただくことになりますが、生活への影響を最小限に抑えられるのも白内障手術の良い点だと思います。ただし、やはり手術ですので可能であれば念のため翌日も休みをいただいたほうが安心であるということはお伝えしておかなければなりません。

おわりに

私は九州大学医学部在籍時から、持ち前の手先の器用さが活かせる外科医の道を歩もうと決めていました。

そのなかでも眼科はとりわけミクロな領域での細かな手技が求められることや、それによって劇的に見えるようになるなど、その人の人生が変わるほどの結果が導き出せることに魅力を感じました。どんなに機械の精度が向上して手術のアシストが手厚くなっても、最終的には術者の腕にかかってきます。また、とっさの判断、臨機応変かつ柔軟な対応も機械では代替が難しく、経験も含めた術者の力量が、手術の成否を左右することは今も昔もそう変わりがないと思っています。手先が器用という自分の長所を活かせる道はここだ、と学生時代に確信したのです。

大学を卒業して数年間、大学病院に勤務したのち、大学院で眼の難治性疾患の病態やその治療についての研究を行い多数の論文も発表しました。手術のできる医療機関が限られている硝子体手術も市中病院や大学病院で数多く経験し、今では福岡県内各所から患者さんが来院されます。

今の白内障手術は国内において四半世紀以上の歴史があり、眼科医にとっては特別な手術ではありません。受けたいと思えば遠くまで行かずとも、近所の眼科から選ぶことが十分可能です。

だからこそ、一般の方には「選ぶ目」を持っていただきたいのです。多くの人が抵抗なく受けられるようになった手術だからこそ、「どこで受けるか」によって、その後一生にわたる見え方が変わってくると言っても過言ではありません。

選ぶ目を持つためには、白内障という病気そのものの知識もある程度備えておくことが大切です。今、「患者力」という言葉がメディアでよく見られるようになりましたが、白内障手術を受けるのにも患者力がものをいうのです。

良い手術、質の高い手術を受ければ、確実にその後の生活が豊かになります。手術後、信じられないくらい良く見えるようになったと喜ぶ患者さんの顔を見ると眼科医冥利に尽きます。

白内障と診断された人、受診はまだしていないものの、白内障かもしれない、と思っている人、そしてそのご家族にとって、快適な生活を取り戻す助けになればこの上ない喜びです。

末筆となりましたが、本書の執筆に当たりご協力くださったすべての方に感謝の意を表します。

最後までお読みくださり、ありがとうございました。

眼科専門医

川原周平（かわはらしゅうへい）

九州大学医学部卒業後、大学病院で臨床経験を積んだのち九州大学大学院で研究。その後、麻生飯塚病院、九州大学病院病棟主任、国立病院機構小倉医療センター 眼科医長に就任。VA Greater Los Angeles Healthcare System に留学し、アメリカの眼科臨床を体感。平成28年に川原眼科を開院。臨床経験を重ねて培ったノウハウで、白内障や網膜硝子体疾患の手術治療を得意としている。「メガネ・コンタクトレンズ販売店」を併設し、子どもから高齢者まで対応することのできる地域に根差した快適な眼科を目指す。常に患者第一、最新最良の医療を提供することをモットーとしている。平成31年医療法人iMEDICAL開設、分院である川原眼科久山クリニック開院。

本書についての
ご意見・ご感想はコチラ

図解
白内障かなと思ったら読む本

2020年6月29日　第1刷発行

著　者　　川原周平
発行人　　久保田貴幸

発行元　　株式会社 幻冬舎メディアコンサルティング
〒151-0051　東京都渋谷区千駄ヶ谷4-9-7
電話03-5411-6440（編集）

発売元　　株式会社 幻冬舎
〒151-0051　東京都渋谷区千駄ヶ谷4-9-7
電話03-5411-6222（営業）

印刷・製本　瞬報社写真印刷株式会社
装　丁　　宮脇菜緒
イラスト　杉山真理

検印廃止

Printed in Japan
ISBN 978-4-344-92923-4　C0047
幻冬舎メディアコンサルティングＨＰ
http://www.gentosha-mc.com/

脱アセチルとヘルペス対策で

片頭痛が消えた！

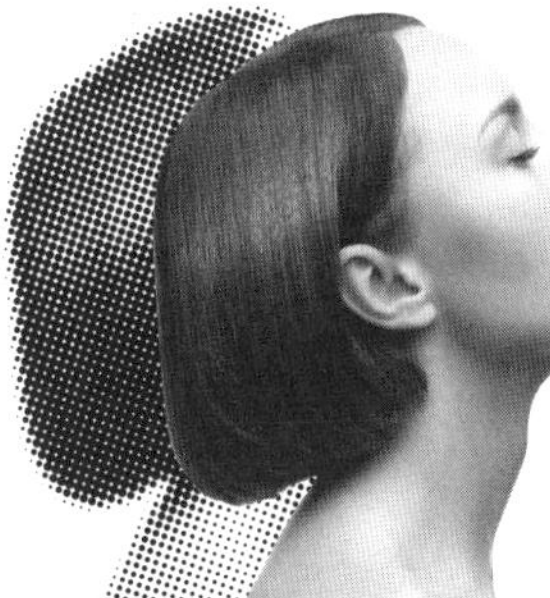

NEO AGING

宇野克明
Katsuaki Uno
E.F.SATO

ごま書房新社

プロローグ

本書の執筆を私に決意させたのは、知り合いが3年ほど前に体調を崩し、そのあと、見る見るうちに具合が悪くなっていく姿を目の当たりにしたことが大きい。

彼女は何度も病院に通い、いくつかの診断を受けて、処方された薬を服用していたのだが、一向によくなる気配がなかった。私は見るに見かね、医師としては専門外かもしれないが、助け船を出した。手を差し伸べざるを得ない状況に彼女は陥っていたのだ。

その経緯を以下に示す。

◆症例呈示（A・Oさん　46歳女性）

【既往歴】

中学生のころより片頭痛を患う。頭痛発作時の吐き気、頭部拍動感、目の奥の痛み、視野にキラキラとしたものが見え（閃輝暗点）、ひどいときにはおう吐が出現。

自身でも片頭痛であろうと自覚していたが、特段の専門治療は受けずに、頭痛発作時には市販の消炎鎮痛薬で対処していた。以後、症状は継続していた。

【現病歴】

●２０１８年５月　喉に違和感、確定診断は記憶にないが、副腎皮質ホルモン剤を処方される。

●２０１８年12月下旬　帯状疱疹と診断。右耳裏の激しい痒み、右腕右手のピリピリとした痛み、発疹が出現。

●２０１９年１月　帯状疱疹後疼痛の可能性ありと診断。痺れが右半身に広がり、痛みもある。痺れや痛みがどんどん増していく。癒えるのを待つしかないとの話。

●２０１９年５月　血液検査で自己抗体が検出され、膠原病のＳＬＥ、ならびにシェグレン症候群と診断。鎮痛剤などを処方される。

●２０１９年９～12月　便秘症状、排尿困難症状が出現。

●２０２０年１月ごろ　下肢の脱力、足から力が抜けていく感覚。

●２０２０年１月末　脊髄炎と診断。入院。副腎皮質ホルモン剤のパルス療法、血漿交換、副腎皮質ホルモン（プレドニン60㎎の内服）から開始、ほか鎮痛剤など一般薬処方あり。

◉２０２０年４月から　免疫抑制剤（イムラン）処方追加、プレドニン９㎎まで減量継続。

◉２０２１年８月ごろ　大腿骨頭壊死と診断。

さて、この症例呈示をご覧になって、どのような疾患、状況を想像されるだろう。

片頭痛？　帯状疱疹？　それとも膠原病？　脊髄炎？　上肢・下半身麻痺？　副腎皮質ホルモンによる大腿骨頭壊死？

少しヒントを出してみよう。

２０１９年秋ごろから始まった下肢・神経麻痺症状が、その後徐々に悪化。脊髄炎との診断を受けて、強力な治療にまで進展するも、麻痺症状の改善は認められない。

そこに、ある転機が訪れる。

２０２１年３月より、筆者が運営する医療機関にて、ヒトゲノムＤＮＡとともに構成されるヒストンタンパクの「脱アセチル化」を目的としたエピゲノム治療を開始。投与したのは医家専用のＮＡＤ依存性ヒストン脱アセチル化酵素誘導剤、一般名『脱アセチルＮＭＮ（商品名は伏せる）』。

当該製品を毎朝食前に３００㎎の経口投与を行う。

服用後より上肢・下肢麻痺の改善はかなり良好で、４月には多少の補助は必要とするものの自立歩行、簡単なデスクワークが可能となる。６月にはさらに改善。自己抗体の出現にて診断されていた膠原病症状はなし。一般的な診療において、日常生活動作は非常に良好に改善。当初より発生した上肢・下肢の麻痺症状はおおかた消失。片頭痛症状もすべて消失。

ヒストン脱アセチル化によるエピゲノム治療が非常に奏功した症例である（しかし、長期にわたった副腎皮質ホルモン剤の大量投与による副作用で、太もも・大腿骨頭部の壊死が発生。現在、かかりつけ病院でも併せて加療中）。

◆確定診断・経過

①水痘・帯状疱疹ウイルス（ＶＺＶ）感染症による片頭痛、ならびに帯状疱疹。
②水痘・帯状疱疹ウイルス（ＶＺＶ）感染症による脊髄炎、末梢神経炎。
③自己抗体の出現は、右記の水痘・帯状疱疹ウイルス感染症にしばしば出現する一過性の高・自己抗体血症であり、膠原病所見は認めない。膠原病を疑わせる血液検査所見、ならびにそれに

随伴した脊髄炎との診断により実施した一連の強力な副腎皮質ホルモン剤投与および免疫抑制剤の投与は、おそらく妥当性を欠く。

④水痘・帯状疱疹ウイルス感染症ならびに同ウイルスによって併発した片頭痛治療として実施した『ＮＡＤ依存性ヒストン脱アセチル化酵素誘導剤』によるエピゲノム治療の完全奏功例（Complete Response症例）であった。

目次

脱アセチルと
ヘルペス対策で

片頭痛が消えた！

第1章 — 片頭痛とはなにか

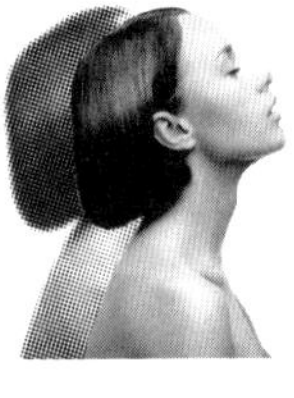

第2章　トリプタン、エムガルティ

第3章　群発頭痛、緊張型頭痛、薬物乱用頭痛

第4章 水痘・帯状疱疹ウイルス

第5章 ── 片頭痛治療新説

本文欄外の記述は、ある日曜日の午後6時から翌月曜日の午後6時までの24時間に、ＳＮＳ上（ツイッター）に投稿された「片頭痛」に関する人々のつぶやきである。

装幀／**大塚勤**（**コンボイン**）
制作／**フォルドリバー**

第1章

片頭痛とはなにか

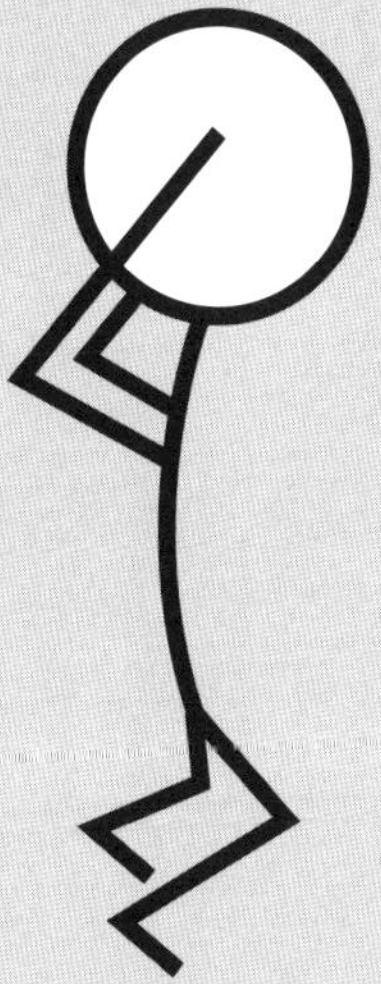

Q 片頭痛って、なに？

「頭痛のチャンピオン」。これが片頭痛の〝称号〟だ。

『国際頭痛分類・診断基準（２０１８年第3版）』には、３６７種類の頭痛が掲載されている。あらゆる頭痛が紹介されていて、たとえば、「冷たい物質が、口蓋《こうがい》または咽頭後壁を通過する際に生じる頭痛」として、〝アイスクリーム頭痛〟なども登場している。これは、アイスクリームやかき氷を一気にかき込んだときにキーンと来る「寒冷刺激による頭痛」の一種だが、それら３６７種類もある頭痛のなかで「片頭痛ほど強力で厄介な頭痛はない！」。これが世界共通の認識なのだ。それが「片頭痛薬を作ったらノーベル賞は間違いなし」、ともいわれる所以である。

日本で１９９７年に実施された１６００人へのアンケート調査によると、片頭痛の経験者は8.4％。この結果から、15歳以上の日本人、およそ８４０万人が片頭痛を患い、14歳以下を加えると約１０００万人にものぼるとされる。そのうちの70%が激しい痛みのためにおう吐したり寝込んだりして家事や仕事、あるいは勉強にも支障をきたしている。男女比は、女性のほうが男性より3.6倍も多い（男性3.6%、女性12・９%）。

片頭痛が及ぼす社会的、経済的な損失は大変なものだ。２００５年の国際頭痛学会（京都）の報告によれば、日本における片頭痛が原因で生じる生産性の低下は、１年間で３０００億円以上の経済的損失をもたらすという。頭痛全体の損失額は６０００億円ともいわれるから、片頭痛がその半分を占めるわけだ。また、片頭痛は人生の充実期という貴重な時間を奪い、患者さんは約2年の健康寿命を失うともいわれる。

頭痛の種類

頭痛には一次性頭痛（機能性頭痛）と、二次性頭痛（症候性頭痛）がある。

一次性頭痛は、特定の病気を原因とせずに発症する頭痛だ。発作を繰り返すので「慢性頭痛」ともいう。そして、片頭痛、緊張型頭痛、痛みのひどい群発頭痛が三大慢性頭痛とされ、15歳以上の日本人の約4割にあたる4000万人がいまも悩まされている。

二次性頭痛（症候性頭痛）は、脳卒中やクモ膜下出血、髄膜炎など、脳や頭部の病気などが原因になって発症する頭痛だ。

どのような頭痛にどのような患者さんがいるのか、ある医療施設が報告した頭痛症例の内訳を見てみよう。

一次性頭痛…………24052例
・片頭痛…………15507例（64・5％）
・緊張型頭痛…………7918例（32・9％）
・TACs（群発頭痛）…………356例（1.5％）
・それ以外…………271例（1.1％）

二次性頭痛……………………４２９０例

やはり、片頭痛が一番多いのだが、実際には緊張型頭痛に悩まされている人のほうが多い。その人数は日本で２２００万人とされ、片頭痛の2.5倍以上もいる。しかし、クリニックを訪れる人数は片頭痛のほうが2倍も多い。つまり、片頭痛は医者にかからなくては我慢できないほどの、つらい病気なのだ。

片頭痛の症状

片頭痛は、頭の片側に発症し（4割弱は両側に発症経験）、ズキンズキン、ドクンドクンと脈を打つような拍動性の発作を自覚するのが特徴だ。中等度から重度の痛みが最低でも4時間、長い人は3日ほど続く。吐き気や、おう吐を生じ、普段は気にならないような光

個人的に片頭痛の発症の80%くらい土日な気がします……ストレスが影響してなんちゃら〜って前にネットで見たけどぜったいその説は正しい

や音、臭いを不快に感じ、階段の上り下りといった日常的な動作でも痛みは増強する。

片頭痛は、頭痛の前になにか「前兆」を自覚するタイプと、しないタイプに分類される。その前兆としては、突然、視界にキラキラ、ギザギザした光が現れてくる「閃輝暗点《せんきあんてん》」の症状が最も多く、2~3割の人が経験する。ほかには嗅覚や聴覚が鈍くなったり、肌がチクチクしたりするような異常知覚や、回転性のめまい、思った言葉が出にくくなるような言語症状などがある。

前兆のある片頭痛は、それを自覚すると大抵は1時間以内に頭痛を発症する。

また、前兆とは別に「予兆」といった症状もあり、こちらはなんとなく頭痛が起こりそうな気配を感じたり、あくびや眠気、くしゃみ、鼻閉感（はなづまり）、疲労感、空腹感、首や肩の凝りが出たりする。

片頭痛まとめ

分類……一次性頭痛。機能性頭痛ともいい、特定の病気を原因としない頭痛。二次性頭痛（症候性頭痛）は、なんらかの病気が原因となって発症する頭痛。

性齢……女性に多い。20〜40歳代が大半。

場所……頭の片側、あるいは両側のこめかみや目の周辺が多い。

症状……ズキンズキン、ドクンドクンといった、脈打つような痛み。

程度……中等度から重症の場合は、日常生活にも大きな支障をきたす。

頻度……1カ月に1〜2回程度、しかし1週間に1〜2回の頻度で発症する人もいる。

時間……数時間で痛みがおさまるものから、時に2〜3日ほど続く場合もある。

併発……吐き気を自覚し、おう吐する場合がある。光、臭い、音などに過敏になる。

予兆……発作の数時間前に肩凝り、あくび、空腹感を自覚。1〜2日前のこともある。

前兆……閃輝暗点。目の前がチカチカパチパチと眩しく光る場合や、視野がギザギザに欠けはじめて、次第にその範囲が広がってしまう症状。

片頭痛薬飲んでもくそ痛いし、気持ち悪いし、暑いし寒いしで、むり、乗り過ごしかけた。総武は、乗り過ごし大変だけど山手は、乗り過ごそうが一周すればいいや精神だからねれる。おやすみ

片頭痛はなぜ起こるのか？

実は、片頭痛がどうして起こるのかは、まだ未確定だ。痛みの起源を脳血管や三叉神経によるものだとする「末梢起源説」と、脳幹によるものだとする「中枢起源説」があり、その決着はついていない。

片頭痛の原因解明の歴史は古い。

１６００年代に英国のトーマス・ウィリスが、「片頭痛は、頭の血管の拡張が原因」だと提唱した。その後、１９４８年には米国のハロルド・ウルフが、「片頭痛は、脳の血管の拡張が原因」とも報告している。

そして、頭の血管、脳の血管などの話題へと変わり、次第に片頭痛の解明は「では、なぜ血管が拡張するのか？」という問いに移っていった。

その答えを「セロトニンの関与」だと明かしたのは、オーストラリアのジェイムズ・ランス。彼が１９６０年に唱えた「血管説」は、「なんらかの理由で大量に放出されたセロトニンがやがては消え、その反動で収縮していた血管が拡張して片頭痛が発症する」というものだ。セロトニンは脳内物質の一つ。過剰に分泌されると血管は収縮し、分泌が減少すると血管は拡張する。ほかにもセロトニンにはさまざまな働きがあるのだが、この「脳内セロトニンの減少によって引き起こされる脳血管の拡張が、片頭痛の原因」だと結論づけた。

「血管説」のあとに出てきたのが、１９８０年代の「神経説」だ。これは大脳皮質の神経細胞の興奮が原因だとするものだが、主流にはなれなかった。「血管説」のほうも、現在では片頭痛の発作が脳血管の拡張による現象だけとは考えていないし、視覚に現れる前兆も、脳血管の収縮によるものだけとは考えていない。

そして、１９８４年に米国ハーバード大学のモスコウィッツが「三叉《さんさ》神経《しんけい》・血管説」を唱え、いまの主流となった。セロトニンの減少が三叉神経に影響を与えることで、片頭痛を発症するのではないかという考え方だ。

まじで強烈な片頭痛が治んなくて気分がブルーなんですがなに？　熱中症とかなんかな。夏場もロフトで寝てるからそのせいかもしれん

三叉神経は、顔面の感覚を脳に伝える知覚神経であり、脳神経のなかでは最も太い。

三叉神経は、文字通り３つの枝に分かれている。

・（第１枝領域）眼神経＝おでこから上まぶたまで。
・（第２枝領域）上顎神経＝下まぶたから頬、鼻、上唇、歯ぐき（上）まで。
・（第３枝領域）下顎神経＝下唇、歯ぐき（下）、舌の前方３分の２（知覚であり、味覚には影響しない）、下顎、外耳まで。

セロトニンが減少すると脳の血管が拡張し、それに接している三叉神経を興奮させる。そして、自らが支配する脳血管に対して血管を拡張させる物質、カルシトニン遺伝子関連ペプチド（ＣＧＲＰ：calcitonin gene-related peptide）を送り込み、さらに脳血管を拡張させていく。その際、血管からしみ出た生理活性物質（プロスタグランディン）が周囲に炎症を波及させることで、拍動性の痛みが始まるというものだ。

三叉神経の分布

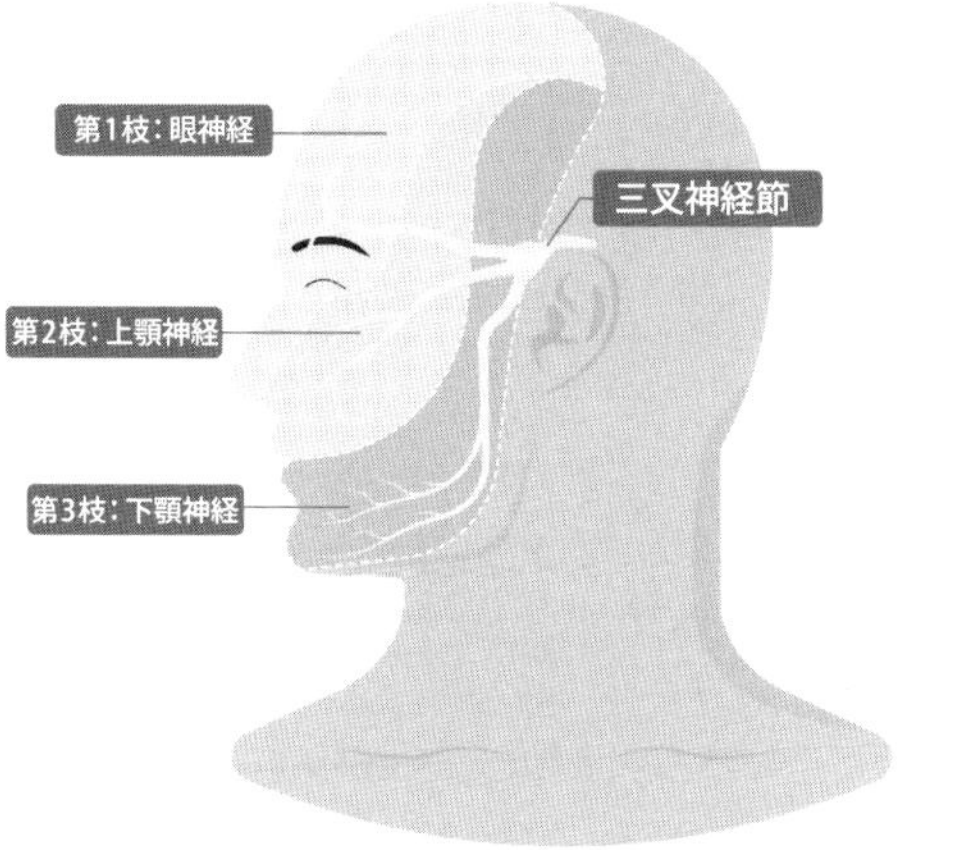

この「三叉神経・血管説」は末梢起源説だ。

では、中枢起源説のほうはどんなものかというと、脳のなかに痛みの発生器となる場所があり、そこが刺激されると片頭痛の発作が始まるというもの。自律神経の中枢である視床下部や、脳幹部付近がその原因箇所ではないかと注目されていて、海外はもちろん、日本でも研究が進められている。

三叉神経・血管説のチャート

①血液を流れる血小板から分泌される神経

伝達物質「セロトニン」は、血管を収縮させる働きがある。なんらかの原因で、多量のセロトニンが異常に分泌されると、血管が収縮する。

②逆に、なんらかの理由でセロトニンの分泌が減少すると、血管は拡張する。

③セロトニンの減少によって脳血管が拡張すると、その血管が接している三叉神経を圧迫して神経興奮を生じさせ、ＣＧＲＰの放出とプロスタグランディンによる炎症を引き起こす。こうして炎症が波及すると脳血管にはむくみが生じて、さらに三叉神経に悪影響を及ぼす。

④三叉神経の第一枝、つまり眼神経の枝に右記③の影響が及ぶと、目の奥や頭皮に違和感を覚える「前額部アロディニア」といった症状が現れる。

⑤三叉神経などの知覚神経の中枢となっている視床にまで右記③が影響すると、頭痛が起きたのと反対側の手のしびれや、体幹に違和感を覚える「上肢アロディニア」症状が現れる。

⑥ついで、分泌されたセロトニンの減少が始まると、三叉神経の興奮によってＣＧＲＰ

の放出と炎症の波及によって片頭痛発作が始まる。

問題はどうしてセロトニンが減るのか、その理由がわかっていない点だ（筆者は、ヘルペスウイルスの関与についても、後述する）。

子どもの片頭痛の実態

片頭痛は大人だけが罹る病気ではない。

埼玉国際頭痛センターが報告した新規の外来患者統計によると、２０１９年の1年間に受け入れた総数は１５６５名。男性４５２名（28・９％）、女性１１１３名（71・７％）と、圧倒的に女性が多く、年代別で見ると、最も多かったのは40代で３２４名（20・７％）。しかし、そのいっぽうで、10代の新規症例も２５９名（16・５％）に上った。つまり、外来

エムガルティ1―3　昨日も今日も軽度頭痛。安静期間の頭痛はシンポニーの副作用なのか片頭痛なのかいつもはっきりしない。ただここ数日は目の奥の痛みと立ち眩みが強いから片頭痛寄りかな？　薬は飲まずに様子見してます。さすがにエムガルティの効果はまだはっきり分からないや

の６人に１人が10〜19歳であったというわけだ。

埼玉国際頭痛センターはこの１年前の２０１８年９〜12月に、さいたま市内の公立小学校10校と、公立中学校10校の計20校に頭痛アンケート調査を行っていた。対象は小学４〜６年生２３１６名と、中学１〜３年生３９４４名。合わせて６２６０名という規模だ。

Ｑ：過去３カ月になんらかの頭痛を経験した
Ａ：小学生70・２％、中学生77・０％。頭痛有病率は平均74・５％

Ｑ：頭痛のために保健室で休んだことがある
Ａ：小学生14・４％、中学生13・５％

Ｑ：頭痛のために学校を休んだことがある
Ａ：小学生10・８％、中学生11・３％

Q：頭痛で医療機関を受診したことがある
A：小学生11・４％、中学生14・８％

アンケートから片頭痛と考えられる生徒の割合は、小学生で12・６％、中学生になると一気に増えて21・１％に達する。つまり、学年が進むにつれて片頭痛の有病率は高まるわけで実際に、

小学４年生……10％
小学５年生……14％
小学６年生……14％
中学１年生……18％
中学２年生……21％
中学３年生……23％

片頭痛から群発頭痛ってやつになったようで大量にお薬もらったんだけど、調べたらメンズに多いって書いてあってワロタ。アタイのヘルスがジェンダーレスになったわね、時代の流れに乗るわよ（みんなも気をつけるのよ）

元々片頭痛持ちなんよ。昨日は朝起きたらもう頭痛かった。休みの日って水分取るの忘れがち。仕事んときは眠くなったら飲むのに

となっている。

性別では、大人の片頭痛と同じで女子が多く、こちらも、

小学4年生……54%
小学5年生……60%
小学6年生……59%
中学1年生……57%
中学2年生……59%
中学3年生……62%

と、年齢が高くなるにつれて女子の占める割合が増えている。

このほか、子どもが発症する片頭痛は、大人と違っておう吐や下痢、腹痛といった腹部症状が強く出ることが多いのも特徴。ただ、片頭痛は大人と同様、周りから理解されにくく、

一人で悩むケースが多いのには変わりない。幸いなことにこのアンケート結果では、片頭痛で医療機関を受診した割合が小学生で38・0%、中学生で35・0%となっており、これは片頭痛全体の受診率とされる30・6%より高い。日頃から子どもの具合を心配していたのであろう保護者の積極的な対応が垣間見える。

なお、米国での調査によると、片頭痛を持つ中学生はリーダーシップをとる能力が高く、同級生からの人気も高いという。日本でも、大人の片頭痛には頭の回転が速い人やIQの高い人が多い傾向にあるともいわれる。しかし、それでも片頭痛はないに越したことはない。

光刺激における、光色による片頭痛の差

片頭痛の症状が出ているときは、患者さんの多くが光に対して過敏になる。ただし、発

目チカチカの後、片頭痛くるかなと身構えてたけど少し頭重い程度……で終わりそうかな？　多分……このまま平穏に過ぎてくれー！

嫌いな季節がきたきたー……。片頭痛持ちだから、夏は毎日頭痛い季節……。兎に角、頭痛薬は必須です！！　また貰いに病院へ行かなくちゃ……

作が出ていないときにも光過敏の症状を訴える場合がある。そして、ほとんどの患者さんが「青色が特に嫌い」とか、「白い光が一番苦手」「光の点滅が苦手」と証言する。以前、私が話をしたことのあるフェリス女学院大学の学生さんは、食事の際に白い皿を見てしまっただけで発作が起こるとも語っていた。これは極端なケースかもしれないが、人によって、光過敏症状が異なっていてもおかしくはない。しかし、本当にそうなのだろうか。思い込みではないだろうか。

そこで、慶応義塾大学医学部神経内科が調査を行った。結果から先にいえば、「同じ光刺激でも、色によって光過敏の起こり方が異なる」という結論であった。

このリサーチでは、検査によって目の病変を認めなかった片頭痛症例69名が対象とされた。そのうち、実際に中等度の片頭痛発作を発症していた41名に対し、さまざまな波長の光刺激を与えた。すると、青および赤色光で18〜19％、白およびアンバー系光では15％の患者さんに症状の増強が認められたが、緑色光では「痛さが増した」という回答は5％未満にとどまった。

青　18～19％
赤　18～19％
白　15％
アンバー（茶）　15％
緑　5％未満

これは、米国ハーバード大学のラミー・バースタインが報告した「緑色が片頭痛の脳に安らぎを与える」という研究結果と一致している。また、頭痛範囲の拡大に関しては、青・アンバー・赤で、白・緑に比較して多く認められた。

もう一つは、光の強さの検討だ。

片頭痛の患者さんに色調の異なる照明を体感してもらい、その光の照度を上げていくと、白・アンバー・赤・青色光の場合に頭痛の症状は増強し、最大照度では約80％の患者さんに頭痛の増強が認められた。しかし、緑色光に関して頭痛増強を訴えたのは50％に留まり、なんと20％の患者さんは「頭痛が楽になった」と回答した。この緑色光による減弱作用は、頭痛が軽度〜中等度の際に認められた。

これらの研究成果は、緑色光が片頭痛の患者さんにとって最も光過敏を生じにくい色であること、逆に、青色光が最も生じやすく、白色光はその中間に位置することを示している。

これらの結果は、強烈な光量を放つ無秩序なＬＥＤ光源が日常照明に広く普及した現在、特に注意を喚起するために使用されがちな青色ＬＥＤ、白色ＬＥＤが片頭痛を患う人にとって大きな脅威となっている可能性は否定できない。

片頭痛の治療法

片頭痛の治療は薬物療法が基本で、頭痛発作時に行う急性期治療（対症療法）と、予防的治療がある。

現在、急性期の治療に用いる中心的な薬剤はトリプタン製剤である。

・スマトリプタン　（商品名イミグラン）
・ゾルミトリプタン（商品名ゾーミッグ）
・エレトリプタン　（商品名レルパックス）
・リザトリプタン　（商品名マクサルト）
・ナラトリプタン　（商品名アマージ）

これらのトリプタン製剤については、のちに詳述する。

軽度～中等度の片頭痛の第一選択薬には、非ステロイド性抗炎症薬（エヌセイズ：NSAIDs）などがある。いわゆる痛み止めの薬で、トリプタン製剤と同じように、発作の初期に服用すると効果的だ。

暑いのを我慢するか、頭痛を我慢するか。片頭痛持ちはエアコンを入れるか入れないかはどちらも死活問題です

・アスピリン　（商品名バファリンなど）
・ナプロキセン　（商品名ナイキサン）
・ジクロフェナク　（商品名ボルタレン）
・イブプロフェン　（商品名ブルフェン）

ほかにも、非ステロイド性抗炎症薬に比べると効果は少ないが、解熱鎮痛薬アセトアミノフェン（商品名カロナールなど）がある。

日本では２０００年にトリプタン製剤が発売されるまで、急性期治療薬の中心だったのはエルゴタミン製剤（商品名クリアミンA、クリアミンSなど）だ。１９６４年に日本で発売されると、それまで消炎鎮痛薬しかなかった片頭痛の治療に新たな手段が現れたとして「特効薬」とも呼ばれた。

エルゴタミンはイネ科植物に寄生する麦角菌《ばっかくきん》が産生する植物塩基（アルカロイド）で、ヒトに対して特異で強い生理作用を持つ。ただ、エルゴタミン製剤の難点は閃輝暗点などの兆候が現れた時点や、発作が始まったら直ちに飲まなければ効果に乏しい点であった。

これに対し、現在主流となったトリプタン製剤は頭痛症状が本格化した後に服用しても、ある程度の効果は期待される。

予防的な治療には、以下の薬剤が使用されている。

カルシウム代謝拮抗薬

・ロメジリン（商品名テラナス、ミグシス）

抗てんかん薬

・バルプロ酸ナトリウム（商品名デパケンR、セレニカR）

・トピラマート（商品名トピナ）

抗うつ薬

・アミトリプチリン（商品名トリプタノール）

β遮断薬

・プロプラノロール（商品名インデラル）

第2章

トリプタン、エムガルティ

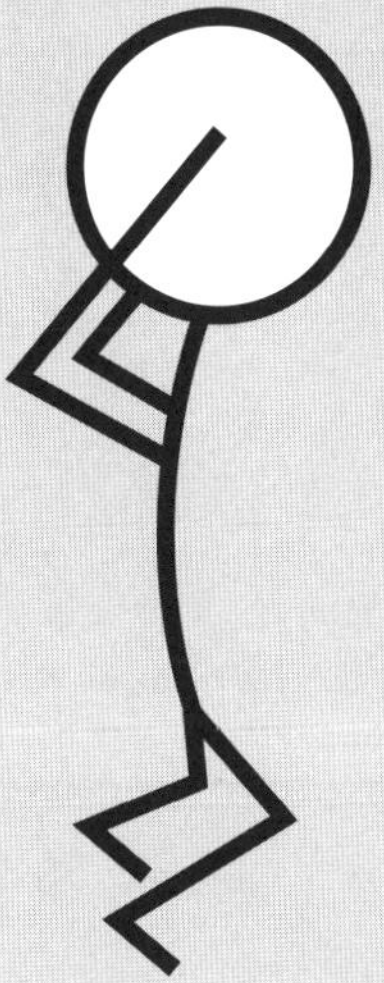

トリプタン製剤とは？

片頭痛を抑えるために、これまでは処方薬エルゴタミン製剤や、（市販を含む）消炎鎮痛薬などが使われてきた。そしてその後、２０００年４月には日本でもトリプタン製剤が発売されて（第一弾はスマトリプタンの注射薬）、急性期治療の第一選択薬となった。ただし、欧米では１９９０年代に認可されていたので、日本はこれらの国々から10年近く遅れをとった。

トリプタン製剤は前述の「三叉神経・血管説」に基づいて製造されたもので、抑制的セロトニン受容体に作用し、拡張した脳血管の収縮によってむくみを抑え、片頭痛を治す。また、カルシトニン遺伝子関連ペプチドの放出を止めたり、痛みの情報が脳内に伝達されたりするのをブロックする。

トリプタン製剤は、簡単にいえばセロトニンに似た物質。なんらかの理由で減るセロトニンを人工的に補充するようなもので、拡張した血管は「セロトニンが来た」と勘違いして元に戻る。したがって痛み止めではない。

現在、日本では以下の5種類が使用されているが、海外ではほかにも2種類が市場に投入されている。

①スマトリプタン（商品名イミグラン　2001年8月発売　1錠203円80銭）

トリプタン製剤の標準薬にもなっていて、皮下注射液、錠剤、点鼻液（2003年6月発売）とラインナップ豊富な世界的トップブランド。効き目が強くて早い（皮下注射で12分）。

②ゾルミトリプタン（商品名ゾーミッグ　2001年8月発売　1錠190円）

第2世代のトリプタン製剤。脳中枢への移行が良好で威力も強いが、それゆえ中枢性の副作用であるめまいや眠気、脱力が出やすいとした報告もある。水がなくても経口

ア゛ア゛ア゛ア゛ア゛目の視界にギザギザした光が見える〜。閃輝暗点とかやめてくれ〜。この後片頭痛起こるから辛い〜。そして、頭痛薬を忘れてきたから、今日1日ご臨終になるかも……

投与が可能な口腔内速溶錠（ＰＭ錠）が用意されている。

③エレトリプタン（商品名レルパックス　２００２年７月発売　１錠２１４円20銭）

作用持続時間が比較的長いが、効き目はマイルドで副作用は少ないとされる。軽度から中等度の片頭痛に向いている。

④リザトリプタン（商品名マクサルト　２００３年９月発売　１錠１５５円80銭）

欧米では子どもにも使われるほど安全性が高いとされる。ゾルミトリプタンと同じく、水がなくても服用可能な口腔内崩壊錠（ＲＰＤ錠）がある。

⑤ナラトリプタン（商品名アマージ　２０２０年６月　１錠２７８円）

日本で最後に認可されたトリプタン製剤。作用持続時間がほかのトリプタン製剤より長いため、最も持続性がある。月経周期と関連しやすい片頭痛などに向いている。エレトリプタンと同様に効き目は比較的穏やかで副作用も少ないとされる。

❻フロバトリプタン（日本未発売）
❼アルモトリプタン（日本未発売）

各種トリプタン製剤の比較

世界で販売されているトリプタン製剤7種のうち、日本で保険適用となったものは5種類。その薬理学的作用は、次のとおり。

なお、効き目の強さという点については、「マイルドトリプタン」といわれるエレトリプタンやナラトリプタンでも分量を（欧米人並みに）増やせば高まるので、ここでは即効性と持続性について示す。

作用発現時間（最高血漿《けっしょう》中濃度到達時間）

1位　スマトリプタン皮下注射
2位　エレトリプタン
3位　スマトリプタン点鼻、リザトリプタン
5位　スマトリプタン錠
6位　ナラトリプタン
7位　ゾルミトリプタン

持続時間（消失半減期）

1位　ナラトリプタン
2位　エレトリプタン
3位　ゾルミトリプタン
4位　スマトリプタン錠

5位　スマトリプタン点鼻
6位　リザトリプタン
7位　スマトリプタン皮下注射

ただし、片頭痛の患者さんのうち10％ほどはトリプタン製剤が効かず、なかには強い副作用によって投与できない人もいる。しかも、トリプタン製剤は人によって脳機能が半分停止したのではないかと思わせるほど、頭をぼんやりさせてしまうケースがある。

片頭痛を患った方の多くに福音をもたらしたトリプタン製剤だが、一部にはそういった面で使用を躊躇し、漢方薬などに目を向けざるを得ない患者さんがいることも忘れてはならない。

毎月お世話になっておる下腹部痛とそれに付随する腰痛に加え気圧起因の片頭痛のサービスとかまじ要らんのよ（白目）

色々あって半休とって、映画館で2時間程涼みつつ睡眠をとり、回復してやっと自宅→布団→眠れる。暑さと片頭痛とストレスにやられました。映画は1000円でした。椅子が素晴らしい映画館はマジで眠れる。最高

評判の漢方薬

たとえば、妊娠中の女性では種々の問題により鎮痛薬が服用しづらいケースが多々ある。そのようなときに漢方薬が重宝される。

呉茱萸湯《ごしゅゆとう》は吐き気やおう吐を伴う片頭痛や、緊張型頭痛に有効とされている。ゴシュユは中国に自生するミカン科の落葉小低木で、その果実であるゴシュユは強烈な苦みと香りが特徴。

五苓散《ごれいさん》は、神経の圧迫によって痛みを引き起こす血管浮腫（むくみ）を改善し、低気圧が訪れると始まるような片頭痛、すなわち〝天気頭痛〟にも効果的とされている。片頭痛に限らず、緊張性頭痛の治療にも用いられる。五苓散は沢瀉《たくしゃ》、猪苓《ちょれい》、茯苓《ぶくりょう》、白朮《びゃくじゅつ》、桂枝《けいし》の5つの生薬からできている。

桂枝人参湯《けいしにんじんとう》は冷えると頭痛を生じやすい人に向く。桂枝人参湯に含まれる桂皮はシナモ

ン。人参には発汗・発散作用があり、腹部も温める。

釣藤散《ちょうとうさん》は、中高年の慢性頭痛や高血圧に伴う頭痛によい。釣藤鈎《ちょうとうこう》はアカネ科鈎《かぎ》葛《かずら》のとげ。葛根湯《かっこんとう》はかぜ薬としても有名だ。肩こり治療でも使われ、緊張型頭痛に効く。葛根はくずの根の皮を剥いて乾燥させた生薬。

このほか、九味檳榔湯《くみびんろうとう》、川芎茶調散《せんきゅうちゃちょうさん》などが用いられている。

漢方薬がこれまで伝統的・経験的に使用され、効果を示してきたのは事実だ。ただ、一般的な薬剤と比較してまだまだ明快なエビデンスが出しにくく、これから先、研究によってデータが集積されていくことを期待したい。

エムガルティとは?

いま、新しく登場した片頭痛の予防薬として、「エムガルティ」という商品名の医薬品が

片頭痛で頭が痛いので休みますって言ったんですけど、店長にも伝えておくし、考えておきますって言われました。そんな怒らないで

話題を呼んでいる。

　エムガルティは２０１８年９月に米国、同年11月に欧州、日本では２０２１年１月に保険薬価収載を取得し、２０２１年４月26日から投与が可能になった新薬で、一般名は「ガルカネズマブ」、薬理学的な名称は「ヒト化抗ＣＧＲＰモノクローナル抗体製剤」だ。ほかのさまざまな抗体医薬品と同じく、チャイニーズハムスターの卵巣細胞を用いて大量生産される。

　エムガルティについては、小学生のころから慢性頭痛に苦しんできたという『オードリー』の若林正恭氏が、５月１日のニッポン放送『オードリーのオールナイトニッポン』で春日俊彰氏とのトーク中に言及。この薬剤を注射したところ頭痛が劇的に改善したと語り、「それは２００８年のＭ―１決勝進出に匹敵するくらいの変化」とたとえた（オードリーはＮＯＮ　ＳＴＹＬＥに次ぐ準優勝。３位はナイツ、４位は笑い飯）。

　このラジオ放送の影響は大きく、ＳＮＳではその後すぐにエムガルティの実体験談などがシェアされはじめた。

簡単にいうと、この薬は、片頭痛が始まって痛いはずなのに、「痛い」と感じさせない働きを持つ。トリプタン製剤が、セロトニンを使い果たしたのに、まだあると思わせる働きを持つのと同じだ。ただし、これも根本的な治療薬ではない。

具体的に見ていこう。

「抗ＣＧＲＰ」のＣＧＲＰとは、前述のように「カルシトニン遺伝子関連ペプチド」というアミノ酸結合分子だ。片頭痛発作時には三叉神経末端が刺激されて、ＣＧＲＰが分泌され、脳血管の拡張や炎症を引き起こす。片頭痛では、脳硬膜がなんらかの刺激を受けると、このＣＧＲＰが放出される。実験的に片頭痛の患者さんにＣＧＲＰを投与してみると、その大部分が発作を起こす。同様に、慢性片頭痛では、血漿中のＣＧＲＰ濃度が上昇しているという。

エムガルティは、ＣＧＲＰが受容体と結合する前に割り込んでその結合を邪魔する。つまり、カルシトニン遺伝子関連ペプチドというただ1種類（モノ）の標的と結合するようにクローン増殖して作った（クローナル）抗体なのだ。

昨日から片頭痛でげろげろ。晴天なのに頭痛いのなんで

エムガルティがCGRPにくっついてその生理活性を阻害（その際、CGRP受容体のほうは阻害しない）。それにより片頭痛発作を阻止、あるいは発症してもその症状を軽いものにする。

Q トリプタン製剤、各種予防治療薬との違い

片頭痛の急性期治療では薬物療法が中心となって、セロトニン受容体に作用するトリプタン製剤や、解熱鎮痛薬のアセトアミノフェン（商品名カロナールなど）、非ステロイド性抗炎症薬（エヌセイズ：NSAIDs）などが主に使用されている。

予防治療薬はバルプロ酸ナトリウム（商品名デパケンR、セレニカR）などの抗てんかん薬や、プロプラノロール（商品名インデラル）などのβ遮断薬、アミトリプチリン（商品名トリプタノール）などの抗うつ薬の連日投与が基本だ。

エムガルティは頭痛を発症した際に投与する急性期治療薬ではなく、予防薬として月１回皮下注射する。これにより、トリプタン製剤などの急性期治療薬を使う頻度が減るといった効果も期待されている。

ちなみに、従来のトリプタン製剤には血管収縮作用があることから、心筋梗塞・脳梗塞など虚血性疾患の既往のある患者さんには使用できなかった。このほか、「ノン・レスポンダー」といわれる治療効果が乏しい症例群が10%ほど存在すること、さらに最近では薬物の使用過多による頭痛（薬物乱用頭痛）の原因となるケースも散見されはじめたため、使用量の制限などが議論されていた。

これに対してエムガルティは血管収縮作用を持たないため、心筋梗塞・脳梗塞など虚血性疾患の既往のある患者さんにも使用可能だという。既存の片頭痛予防治療薬で治療が奏功しない症例に対しても有効性が確認されている。

現在では保険適応の医薬品として治療に用いられるようになったのだが、その薬剤費は自己負担が３割としても１本あたり１３５５０円（元の薬価は４５１６５円）を要する。初

台風接近の為、頭痛始まりました。片頭痛は子どもに遺伝するのね。子ども「頭いたーい」って

月は2本使用するので約27000円で、2カ月目以降は毎月1本で13550円となる。

もちろん、ほかに診察料や検査料、注射処置料などの医療費がかかる。

エムガルティに続いて、2021年6月23日に新規のCGRP関連薬として以下の2種の薬剤が承認された。

・フレマネズマブ　（商品名アジョビ　　薬価41365円）
・エレヌマブ　（商品名アイモビーグ　薬価41365円）

アジョビは海外ではすでに「Ajovy」の製品名で承認・販売されている抗CGRP抗体製剤。アイモビーグは同様に「Aimovig」の製品名で承認・販売されている抗CGRP受容体抗体製剤だ。その後、アイモビーグは本年の8月12日、アジョビは8月30日より販売が開始された。

第3章

群発頭痛、緊張型頭痛、薬物乱用頭痛

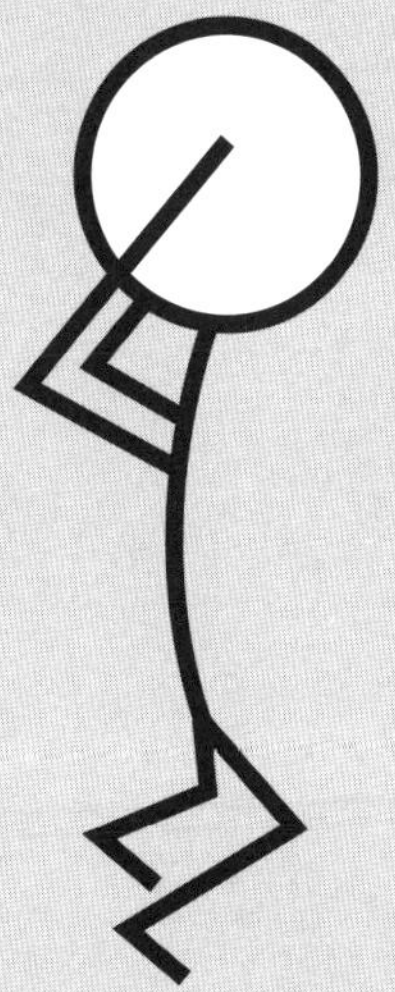

群発頭痛の症状

片頭痛よりひどい頭痛がある。それが三大慢性頭痛の一つである群発頭痛の特徴だ（もう一つは後述する緊張型頭痛）。

日本には、およそ12万人の群発頭痛を患う方がいるとされる。片側の目の奥から目の周り、額《ひたい》、前頭部、側頭部に発症し、極めて重度の痛みが数週から数カ月のあいだに集中して毎日起こる。英語ではクラスター頭痛（cluster headache）という。

睡眠中（夜）や明け方に起こることが多く、その症状は15分から3時間続く。1日のうちに何度も発作が起こることもある。

「人類最悪の痛み」

これが群発頭痛の評価である。ほかにも、その痛みのレベルをたとえたフレーズをいくつか紹介しよう。

・焼け火箸《ひばし》を目に突っ込まれたような
・眼球をえぐり取られるような
・キリで刺されたような
・片目の奥をナイフで突き刺されたような
・腎結石より
・お産より
・のた打ち回るほど
・壁に頭を打ちつけ回るほど
・工事用のハンマーで打たれる
・血管が破裂する

あまりの痛みに耐えかねて自殺する人もいたため、「自殺頭痛」という別名すらある。
併発するのは頭痛と同じ側の結膜充血や流涙《りゅうるい》、縮瞳《しゅくどう》、眼瞼《がんけん》下《か》垂《すい》、眼瞼《がんけん》浮《ふ》腫《しゅ》といった目の

閃輝暗点が見え始めた。こりゃそのうち片頭痛くるなー（泣）

トラブルや、鼻水、鼻づまりという鼻のトラブル、発汗など。そして、片頭痛では発作時に動けなくなる人が多いが、群発頭痛の発作時は落ち着きがなくなり、興奮状態になる人もいる。

数カ月〜数年のあいだ、頭痛がない寛解期《かんかいき》も多く、群発期と繰り返すのが特徴だ。この寛解期がなく発作を1年以上繰り返すものを慢性群発頭痛という。

群発頭痛まとめ

分類……一次性頭痛
性齢……20〜30代の男性に多い
場所……片方の目の奥
症状……就寝後や明け方に、えぐられるような激烈な痛み

程度……重度から極めて重度。痛くてじっとしていられない
頻度……1年に1~2回。2~3年に1回という人もいる
時間……いったん始まると1~2カ月は集中して毎回15分~3時間
　2日に1回から、1日に8回というケースもある
併発……痛みが出ている側の目の充血、涙、まぶたの腫れ、鼻水、鼻づまり

群発頭痛のチャート【三叉神経&内頸動脈】

群発頭痛がなぜ起こるのかは、片頭痛以上に未解明な部分が多い。

いま現在もさまざまな説があるが、ここではそれら諸説を網羅した考え方を紹介しよう。
①心臓から脳へ血液を送る内頸動脈は、目のすぐ後ろを通る太い血管。

暑いけど片頭痛で苦しむよりいいなぁ。梅雨明けてくれてよかった

②脳の視床下部には体内時計があり、「概日リズム（サーカディアンリズム。24～25時間周期）」を刻んでいる。ヒトが生まれつき備える昼夜のリズムをチェックするシステムで、別名、生物時計ともいわれるが、こうした昼夜の明暗のサイクルも群発頭痛に大きな影響を与える。

③体内時計がなんらかの影響で狂う。

④視床下部は「体内時計が狂った」という情報を三叉神経に伝える。

⑤三叉神経は、受け取った情報を「痛みの情報」と解釈し、炎症が始まる。

⑥三叉神経に囲まれている内頸動脈も炎症・膨張し、取り巻いている三叉神経を圧迫、興奮させる。

⑦三叉神経に内頸動脈が加わった負のループが始まり、群発頭痛の極めて激しい痛みが発生する。

群発頭痛の臨床的特徴

日本の頭痛研究・医療は目覚ましく進歩している。それでも未だに、「日本の頭痛学は欧米に比べて10年遅れている」といわれるところを見ると、欧米の進歩のほうが日本より早いと認識せざるを得ないようだ。

日本の頭痛学が欧米ほどスピーディに進展しない原因はさまざま考えられるが、一つは、臨床領域では「頭痛は魅力あふれる研究対象である」との認識が薄いからではなかろうか。基礎系研究領域では、かなりの面白さをもって論文なども多数投稿されているのだが。

そんななか、こちらも欧米に比べて報告が少ない「群発頭痛の臨床的特徴」について、慶應義塾大学医学部神経内科が86名を対象とした調査発表を行っているので見てみよう。

群発頭痛86症例の内訳は、発作性群発頭痛が83例、慢性群発頭痛が3例（3例ともに閉経年齢の女性）。欧米に比べ、慢性の割合が低いのが日本の特徴だ。

くそ、昨日怒りのせいで朝5時まで寝れなかったので寝不足な上、外が暑すぎるので室内冷房ガンガンで片頭痛が止まらない。頭痛い、、バファリンが効かぬ女性が多いとされる片頭痛に対し、群発頭痛は男性に多いといわれるだけあって、86例中、男性は68名、女性は18名。

発症年齢で多いのは男性が20～30歳代で、女性は10～19歳と60～69歳の２区分。

痛みが出る側は86症例すべてが一側性。左側より右側が痛む患者さんが多く、特に女性では右側が痛む傾向が顕著。

痛みの部位としては複数回答で、

眼窩後部　69名（がんかこうぶ＝目の奥）
側頭部　46名
前頭部　16名

痛みの強度はＶＡＳ（ビジュアルアナログスケール）で測り、９割以上が発作中は最強の痛みに達していると回答している。

発作中の自律神経症状は次のとおり（複数回答）。

落ち着きのなさ　60名
涙が流れる（流涙）　57名
鼻水が出る　48名
吐き気（悪心）　34名
結膜の充血　27名
鼻づまり（鼻閉）　26名
おう吐　13名

発作時間は次のとおり（80名）。

1時間以内　14名
1〜2時間　40名

いきなり強い光を見た後の残像のような物が視界から消えなくなり、網膜剥離とか緊急を要する場合もあるらしいので近所のかかりつけ医に慌てて行ってきたら、閃輝暗点だね、片頭痛の前症状と言われｗｗｗ　目の酷使よりストレスが原因との事。どうしろっちゅうんじゃい

2〜3時間　23名
3時間超　3名

発作の時間帯は、ほぼ半数が夜間だが、18名は発作ごとに違う時間帯である。

群発頭痛の治療法

群発頭痛の治療として、発作時の急性期治療にはスマトリプタン（商品名イミグラン）の皮下注射がある。通常の鎮痛薬を飲んでも効かない。

在宅酸素療法（純酸素7〜10リットル／分のマスク投与、15分間）は効果が高い。なぜ純酸素でなければ効かないのかはわかっていないが、２０１８年４月より保険適用になったので、医療用酸素ボンベをレンタルして自宅でも吸入できる。

予防療法は、国際的な標準薬としてベラパミル（商品名ワソラン）がある。

また、拡張した血管からしみ出る炎症物質を抑える副腎皮質ステロイド、プレドニゾロン（商品名プレドニン）、デキサメタゾン（商品名デカドロン）も発作の予防によく効く。ベラパミルが効かなかったり、副作用が出たりして使えないときには炭酸リチウム（商品名リーマス）が有効とされるが、十分なエビデンスはない。片頭痛に比べて予防効果は期待しにくいと考えてよいだろう。

群発頭痛は片頭痛と似ているため、誤って診断される恐れもあるので注意が必要だ。

緊張型頭痛とは？

三大慢性頭痛の3つめは緊張型頭痛だ。

緊張型頭痛は慢性頭痛のなかで最も多く、なんと日本には2200万人もいるとされる。


天気良くても日差しが強くて片頭痛。天気悪くても気圧で片頭痛男女差はない。しかし、どうして起こるかなど、謎もいちばん多い。

片頭痛とは異なり、大半が「両側性」の「非拍動性」で、締め付けられるような軽度から中等度の痛みが生じる。日常的な動作がしづらいことはあっても、寝込むほどではない。また階段を上ったとしても、痛みがひどくなることはない。

緊張型頭痛には、頭痛が1カ月に15日未満の「反復性」と、1カ月に平均して15日以上が3カ月以上続く「慢性」がある。反復性緊張型頭痛は30分から7日間続く。慢性緊張型頭痛は数時間から数日間、ずっと続く。

緊張型頭痛の治療は薬物療法が基本だが、片頭痛におけるトリプタン製剤のような決め手となる治療がない。反復性緊張型頭痛の治療には、一般的な鎮痛薬として非ステロイド性抗炎症薬（NSAIDs）を用いる。

ひどい反復性緊張型頭痛や慢性緊張型頭痛には、抗うつ薬などの予防薬も用いるが、鎮痛薬の使用が月に数回程度の頭痛であれば、予防薬は飲まなくていい。

緊張型頭痛まとめ

分類……一次性頭痛。
（稀発・頻発）反復性緊張型頭痛、慢性緊張性頭痛、緊張型頭痛。

性齢……男女ともに30～50代に多い。

場所……頭の両側後頭部が中心。

症状……圧迫感。

程度……軽度から中等度で、日常生活に大きな支障をきたすケースは少ない。

併発……光過敏か音過敏のどちらかが出ることがある。

熱出て片頭痛もあってさすがにしんどい。なんで片頭痛ってこんないたいんだろうね

Q 薬物の使用過多による頭痛（薬物乱用頭痛）とは？

３つの慢性頭痛に加えてぜひ解説しておきたいのが、薬物の使用過多による頭痛（薬物乱用頭痛）だ。締め付けられるような痛み、頭重感が、毎日、明け方や早朝に起きる。日本には全人口の１～２％、およそ１２０～２４０万人いると予測される。

薬物の使用過多による頭痛は、片頭痛や緊張型頭痛の人が市販の頭痛薬（消炎鎮痛薬）や、急性期頭痛治療薬のトリプタン製剤、エルゴタミン製剤などを頻回に投与することによって生じる。もともと片頭痛のある人が、この頭痛の８割を占める。

診断基準としては、１カ月のうち15日以上の頭痛があり、急性期頭痛治療薬を１カ月に10～15日以上、３カ月続けて服用していると該当する。特に多いのが市販の鎮痛剤（複合鎮痛薬）の飲み過ぎ。社会人はなかなか会社を休んで病院に行けないことから、ドラッグストアで買って手軽に服用するが、これが薬物の使用過多による頭痛の要因の一つ。

鎮痛薬は、月経痛や腰痛など、頭痛以外の薬も同様だ。「痛み止めは用法用量を守って月に10日まで」と覚える必要がある。また、有効成分が複数含まれている複合鎮痛薬は避け、単一の有効成分の頭痛薬を選ぶとよい。

発作が起きていなくても、痛みに対する恐怖から薬を飲んでしまう気持ちはわからなくもない。しかし、そうしているうちに薬の効果がだんだんと弱くなり、実際に頭痛が始まると以前よりひどく感じるようになり、結果、さらに多くの薬が必要になってしまう。そして、頻繁に飲んでいるうちに発作が増えてきて、連日の頭痛に悩まされるようになる。まさに負のループだ。近年はこうしたケースが徐々に増えはじめ、頭痛症例の約8％が薬物乱用頭痛とされていて女性に多い（男女比は3：7）。

薬物の使用過多による頭痛の治療は、乱用薬をやめること。それで7割の人は治るが、残る3割の人は1年以内に再発するともいわれ、重症の場合は入院で治療することもある。

私も昨日、サングラスなし＋日傘で帰宅したら片頭痛起こして、やっぱり目の色素の関係で紫外線入りやすくて不調起こす人っているみたいだね

Qクイズ（日本頭痛学会ホームページより抜粋）

ここまで本書を読み進めてみて、片頭痛をはじめとする慢性頭痛についてある程度理解できただろうか。自己確認のために、５つの問題を用意してみたので解いてほしい。

【問題①】（第１０４回　医師国家試験より）
片頭痛でみられる症状はどれか。３つ選べ。

a．おう吐
b．散瞳《さんどう》
c．光過敏
d．眼瞼《がんけん》下垂《かすい》
e．体動による頭痛の増悪《ぞうあく》

【問題①の正解】

a、c、e

【問題①の解説】


国際頭痛分類第2版「1.1 前兆のない片頭痛」では、頭痛が、

「1.片側性」

「2.拍動性」

「3.中等度〜重度の頭痛」

「4.日常的な動作により頭痛が増悪する、あるいは頭痛のために日常的な動作を避ける」

の4つの特徴の少なくとも2項目を満たし、

「1.悪心またはおう吐（あるいはその両方）」

「2.光過敏および音過敏」

のうちの少なくとも1項目の随伴症状を認めることが必要条件となっている。というこ

首痛からの頭痛なのか、室内と室外の寒暖差からの頭痛なのかわからん。いつもの片頭痛ではない痛み。マジでだるいのでさっさと終わってくれ

朝起きて水分が足りないので1リットル以上水を飲んで塩飴をなめたのに、電車に乗っていたら頭痛と吐き気がして、さすがにおかしいと思ったので駅員さんに救急車を呼んでもらい、車中で嘔吐、その後診察の上すぐ退院、という流れ。熱中症ともいつもの片頭痛ともつかないが、えらい目にあった

とで、正解はａ、ｃ、ｅの３つ。

群発頭痛では自律神経徴候として縮瞳および眼瞼下垂が認められるが、散瞳は片頭痛、群発頭痛いずれにおいても認められない。

＊　＊

【問題②】（第１０４回　医師国家試験より）

芥川龍之介・著『歯車』の一部を以下に示す。

『のみならず僕の視野のうちに妙なものを見つけ出した。妙なものを？——と云うのは絶えずまわっている半透明の歯車だった。僕はこう云う経験を前にも何度か持ち合わせていた。歯車は次第に数を殖やし、半ば僕の視野を塞いでしまう、が、それも長いことではない、暫くの後には消え失せる代わりに今度は頭痛を感じはじめる、——それはいつも同じ

ことだった。』

「僕」の症状から最も考えられる疾患はどれか。

a. 緑内障
b. 片頭痛
c. 脳内出血
d. 緊張型頭痛
e. 慢性硬膜下血腫

【問題②の正解】

b

【問題②の解説】

身の回りの片頭痛持ちの方々が不調気味なのって、台風の前だからなのかな国際頭痛分類第2版「1.2　前兆のある片頭痛」と考えられる。片頭痛前兆のうち、視覚症状、感覚症状、失語性言語障害の3つを典型的前兆というが、本症例の「絶えずまわっている半透明の歯車」は視覚性前兆と考えられる。典型的な視覚性前兆は、同名性《どうめいせい》、すなわち、視野の左右どちらか一方に出現することが多く、「半ば僕の視野を塞いでしまう」というのも、左右どちら側かは書かれていないが、恐らく同名性の視覚症状を示していると考えられる。「前兆のある片頭痛」では、前兆の出現中もしくはこの作品のように前兆後に頭痛が生じる（国際頭痛分類第2版では60分以内と定められている）。「1.2　前兆のある片頭痛」は、頭痛の性状が「1.1　前兆のない片頭痛」の診断基準を満たすか否かによって、「1.2.1　典型的前兆に片頭痛を伴うもの」と「1.2.2　典型的前兆に非片頭痛様の頭痛を伴うもの」とに分類され、この文章中には頭痛そのものの詳細な性状《せいじょう》が書かれていないため、本症例がどちらに分類されるかを決定することはできないが、「1.2　前兆のある片頭痛」であることは確かだ。

＊＊＊＊＊＊＊＊＊＊＊＊＊＊＊＊＊＊＊＊＊

【問題③】（第103回　医師国家試験より）

片頭痛の予防薬はどれか。2つ選べ。

a．β遮断薬

b．トリプタン

c．エルゴタミン

d．カルシウム拮抗薬

e．非ステロイド性抗炎症薬

【問題③の正解】

a、d

また今日も閃輝暗点からの片頭痛。12：45あれ？ 何となく目が見えにくい。13：00ギザギザ見え始めたのでレルパックス服用、急いで横になる。14：30頭痛レベル8であんまり薬が効いてない感、左目こめかみ五寸釘刺さっている、吐き気有り、食後すぐにレルパックス服用したから？ 前兆時点で服用が早すぎた？

【問題③の解説】

片頭痛発作が月に2回以上ある患者さんでは、予防療法の実施について検討してみることが勧められている。片頭痛予防薬として保険適応を有する薬剤はカルシウム拮抗薬のロメリジンのみであるが、これ以外にもエビデンスレベルの高い薬剤として、抗うつ薬のアミトリプチリン、抗てんかん薬のバルプロ酸、β遮断薬のプロプラノロールなどがよく使用される。ということで、正解はａ、ｄの2つ。ｂのトリプタンおよびｅの非ステロイド性抗炎症薬は急性期治療薬であり、これらを予防薬として継続的に投与すると薬物乱用頭痛を誘発する恐れがあるので避けるべきである。ｃのエルゴタミンは片頭痛治療薬として長らく用いられてきた薬剤だが、予防薬としての使用は不適切であり、また、トリプタンの認可・発売以来、急性期治療薬としての使用もごく限られている。

＊＊＊＊＊＊＊＊＊＊＊＊＊＊＊＊＊＊＊＊＊

【問題④】（第104回　医師国家試験より）

頭蓋内で痛覚を感受する組織はどれか。

a. 硬膜
b. 大脳白質
c. 大脳基底核
d. 脈絡叢
e. 小脳

【問題④の正解】

a

【問題④の解説】

頭部の痛覚感受部位を知っておくことは、頭痛性疾患を理解する上で大切です。頭蓋内で痛覚を感受する部位は、硬膜動脈、頭蓋底主幹動脈、静脈洞および流入静脈、頭蓋底部の硬膜などです。それに対して、脳実質、脳室上衣、脈絡叢などには痛覚感受性がありません。局所麻酔による脳手術が可能なのもこのためです。したがって、aの硬膜のみが正解です。

＊＊＊＊＊＊＊＊＊＊＊＊＊＊＊＊＊＊＊＊

【問題⑤】

「消炎鎮痛薬による薬物乱用頭痛は、鎮痛薬単独では3カ月以上にわたり15日／月以上、複合薬物乱用頭痛では10日／月以上服用を続ける場合とされている」という規定は、消炎鎮痛薬の服用量には関係がないと考えてよいか。

【問題⑤の正解】

よくない。

【問題⑤の解説】
消炎鎮痛薬の服用量とは関係なく、単一成分の消炎鎮痛薬では月15日以上、複合消炎鎮痛薬では月10日以上、３カ月を超えて服用すると、薬物乱用頭痛となる可能性がある。

片頭痛は未だに原因がわからない！

ここまで「片頭痛」「群発頭痛」「緊張型頭痛」という3つの慢性頭痛と、派生する「薬物の使用過多による頭痛」の実態を駆け足で説明した。気づいたかと思うが、「薬物乱用頭痛」の原因は明らかだが、３つの慢性頭痛については、発生のしくみはなんとなくわかっているが、１００％間違いないというレベルには未だ達していない。

陽射しで誘発されやすい片頭痛持ちなのにその薬を貰う為の受診に炎天下の中を30分も歩く羽目になろうとは……。帰宅してすぐ自転車（人力）で幼稚園のお迎えに行き20kgの子どもを乗せて坂道を登る苦行でトドメを刺された。案の定頭痛い

『どうすればこんなに酷くなるまで痛みを我慢できるんですか（意訳）』。その質問をした歯科医は2人目。群発頭痛と片頭痛のダブルホルダーだから面倒だから言わない。「痛みに鈍い体質で……他の科でも早死にするよって言われます」とそう答える

一般的な感覚でいえば、「とんでもない難病や、極めて稀な病気、未知のウイルスを相手にする高度な医療などではもちろんなく、いうても頭痛だ。頭が痛むその全貌がわかっていないとは、一体どういう了見だ」ともいいたくなる。

片頭痛に対しては、トリプタン系薬剤やヒト化抗ＣＧＲＰモノクローナル抗体製剤が登場し、多くの患者さんが救われるようになった。しかし、この〝特効薬〟とて、「片頭痛はこうなって痛みが出るから、そうなったときに、痛みを感じないようにする」だけだ。大元の部分、つまり「こうなる」部分を治すわけではない。なぜ「こうなる」のかが解明できていないので、対応もできないわけだ。

なにかおかしい。世界中の叡智が集まっているのに頭痛の原因一つわからないとは……。はたして、そもそもの着眼点がズレてしまっているからなのだろうか。その根本が未だにわかっていない点が、非常に残念なところなのだ。

先ほど片頭痛のページにおいて、セロトニンが減少する原因を「ヘルペスウイルスの仕業だ」と書いた（27頁）。暴論かもしれないが、それくらい大胆な発想もしてみてよい段階

ではないかと思っている。

そもそも、あれほど大勢が発症した胃潰瘍も、１９８２年にオーストラリアのロビン・ウォレンとバリー・マーシャルが「ピロリ菌の感染が原因」だと解き明かし、その除菌が有効だと唱えた瞬間から、慢性胃炎や胃がんの患者さんも含めて一気に減っていったではないか。そして、彼らは２００５年にノーベル賞を受賞した。

それまで胃潰瘍は、辛い食べ物を食べ過ぎたり、ストレスがあったりして胃酸の過剰分泌が原因で発症する病気と考えられていた。１９７９年に原因となるヘリコバクター・ピロリを二人が見つけた際にも、強酸性の胃のなかで細菌が生きているはずないと、嘲笑されたという。天動説・地動説の類いの話はいつの時代もそうだ。片頭痛はヘルペスウイルス感染が原因。そう問題提起しても、なんら不思議がられる状況ではない。

もちろん、日本にはそう考える医者も自分だけではなかった。

第4章

水痘・帯状疱疹ウイルス

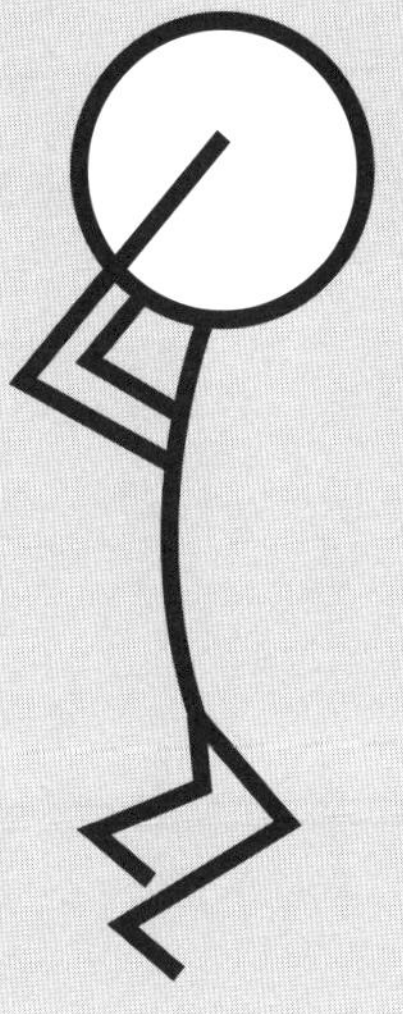

〝頭痛学〟が専門、清水俊彦医師の発表

　トリプタン系薬剤、新薬のヒト化抗CGRPモノクローナル抗体製剤といった対症療法とは別に、もしや、片頭痛の源流（根本原因）に近づいたのではないかと思われる発表が２０１９年にあった。片頭痛の治療が専門の東京女子医科大学・脳神経外科の清水俊彦医師が、「片頭痛と群発頭痛には、水痘《すいとう》・帯状疱疹《たいじょうほうしん》ウイルスが関与している」と発表したからだ。つまり、子どもに水ぼうそうを引き起こす〝あの〟ウイルスが、片頭痛・群発頭痛の犯人ではないか、という内容である。

　水痘・帯状疱疹ウイルスは、水ぼうそう（水痘）を発症させ、その後、成人になってからは帯状疱疹を引き起こす原因とされるDNAウイルスだ。日本人のほとんどが10歳までに初感染し、その際に多くの人が水ぼうそうを発症する。そして、水ぼうそうが治癒したあともウイルスは体内に一生涯とどまって、今度は成人後に免疫が低下した場合などを狙っ

水ぼうそう（顔面）

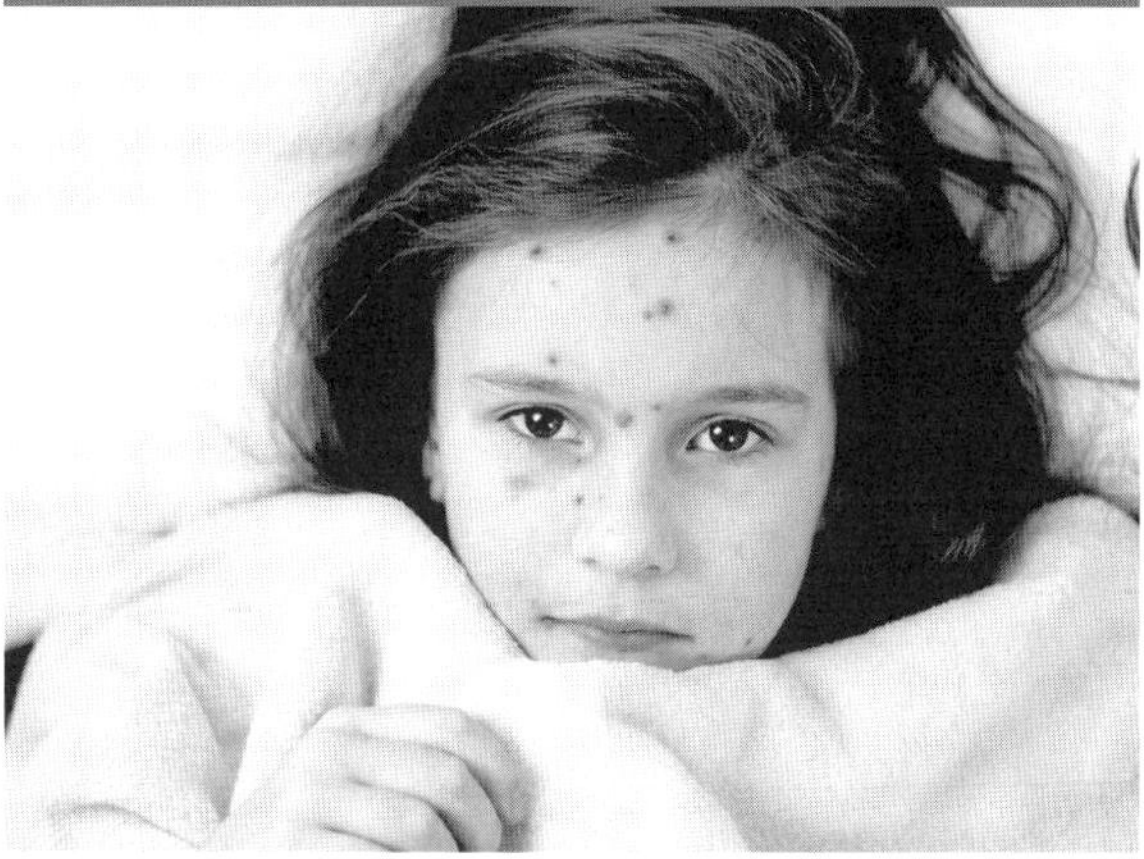

て帯状疱疹を引き起こす。

その清水医師が、こうした内容の研究成果を２０１９年11月に行われた第47回・日本頭痛学会で発表したのだ。ちなみに、清水医師は２００７年にもスウェーデンで行われた国際頭痛学会で、「異痛症（アロディニア）を伴う片頭痛には、帯状疱疹ウイルスが関係していた」と発表している。

詳しく紹介しよう。

清水医師は大学で頭痛外来を担当しているとき、併設された糖尿病センターから紹介される患者さんの大半が、後頭神経痛を合併していた点に疑問を持った。後頭神経は首にあ

親知らずのときも別に痛くはなかったんだよなー、片頭痛起こしていてそっちに引っ張られていたってことはあるけど

台風2つ発生したからなのか、片頭痛酷すぎて吐き気まで。片頭痛治療薬を飲んでも効くか心配で、ネイルの予定キャンセルした。ようやく効いてきた、今日休みでよかった。なんだか、梅雨明けたのに、梅雨のときより、体調崩してる。頭痛持ちはきつい

る頸椎の2番目、そこにある背骨から左右対称に1本ずつ延びている脊髄神経の枝だ。この後頭神経痛だけではなく帯状疱疹にもなる症例があったため、「糖尿病によって免疫が低下したために、体内で潜伏感染していた水痘・帯状疱疹ウイルスが再活性化した。それが原因となって神経痛の症状が出たのではないか」との仮説を立てた。

また、あるとき清水医師は、群発頭痛の発作予防策に、抗炎症作用、抗アレルギー作用のある副腎皮質ホルモン剤（ステロイド剤）も投与していた。するとその際にも、群発頭痛の出る側の三叉神経に沿って、新たに帯状疱疹を発症した症例が2〜3例続いたのだという。副腎皮質ホルモン剤の作用は免疫力を著しく抑えてしまう特徴があり、当然、投与された患者さんの免疫力を大幅に低下させてしまう。

いっぽう、帯状疱疹は体内の神経組織などに長年、潜伏感染していた水痘・帯状疱疹ウイルスが、宿主の免疫が下がったときに再活性化して発症するとされる。つまり群発頭痛の患者さんでは、自身に潜伏感染していた水痘・帯状疱疹ウイルスが、投与された副腎皮質ホルモン剤の免疫低下作用によって活性化した。そして、それが群発頭痛の引き金になっ

帯状疱疹（左背部の疱疹）

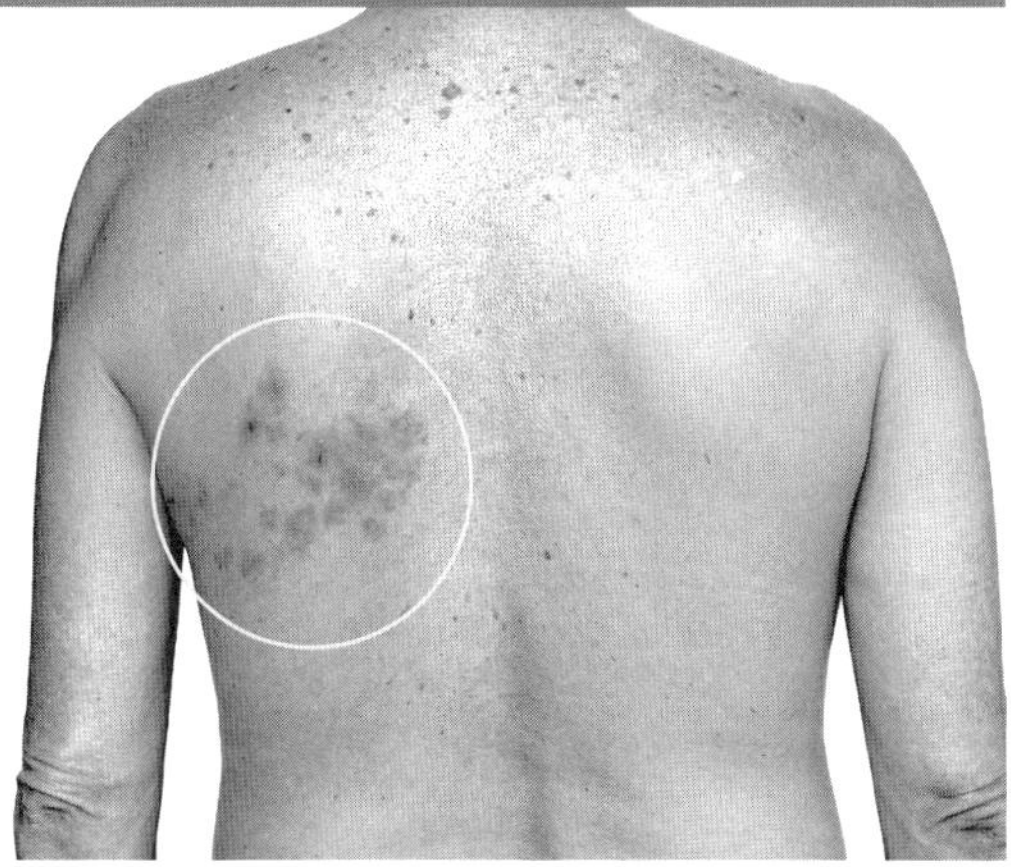

たのではないか、という考え方だ。

そこで清水医師は、それぞれの患者さんの血液中に現れる帯状疱疹ウイルスの抗体価を測定してみることにした。すると、群発頭痛が始まった患者さんの3分の2以上に抗体価の上昇が認められたのだ。このことは、群発頭痛の発作と同時期に、水痘・帯状疱疹ウイルスも再活性化していたことを示すものであった。

続いて、群発頭痛の発作が始まった患者さんに対し、清水医師は副腎皮質ホルモン剤に加えて、帯状疱疹の治療にも使用する抗ウイルス薬を5日間投与してみた。すると、やは

最近梅雨開けしてから特に外出ると少しすると片頭痛ドカンときて薬飲んでも効かなくて……旦那に迷惑心配かけまくる。なんかいい方法ないかなー。熱中症も入るから厄介。救急車呼ぼうか迷うレベル続いてて結構落ちる

り頭痛の発作期間が短くなって、群発頭痛が水痘・帯状疱疹ウイルスの影響を強く受けているのでないかと解釈できる所見が認められたのだ。

その後、清水医師は群発頭痛の症例94人に、水痘・帯状疱疹ワクチンを投与してみて、56カ月間にわたる追跡を行った。その結果、多くの人に頭痛の改善が見られたという。

群発頭痛の原因の一つに、両目の奥にある海綿静脈洞の膨張が知られている。この部位は血液の集まる袋のような形をしているが、そのなかには神経も通っていて、膨張すると神経が圧迫されて群発頭痛を引き起こすからだ。実は、潜伏感染している水痘・帯状疱疹ウイルスが再活性化したときも、海綿静脈洞の膨張を誘発する物質が放出される。しかも、起立しているときには血流が下半身に流れるため、この部位も膨張しにくいのだが、横になって寝たとたんに血流が停滞して膨張しやすくなる。群発頭痛が睡眠中に起こりやすいということを考え合わせると、この推測にはかなりの説得力があった。

しかも、清水医師は、群発頭痛だけではなく片頭痛の患者さんにも水痘・帯状疱疹ワクチンの効果を調査し、群発頭痛と同様の効果が得られたという。

もともと清水医師は、日々の診療によって帯状疱疹を発症した人は、そのあとにアロディニア（異痛症）という症状が強くなることに気づいていた。アロディニアとは、片頭痛発作の初期に生じる顔面や頭皮の異常感覚であり、日本人の片頭痛症例の60～80％に発現するという。そこで清水医師は、こうした症状が帯状疱疹を経験した人に強く現れるのは、神経に潜伏していたウイルスが関係しているに違いない、そう予測したのだ。

そして再び、片頭痛の症例１１６名について調べたところ、水痘・帯状疱疹ウイルスが再活性化していた患者さんは、そうでない人と比較して4倍以上もアロディニアの出現頻度が高く、また片頭痛の発作頻度や重症度も高かったのである。

ここまでの研究をまとめると、片頭痛と群発頭痛の誘発原因に水痘・帯状疱疹ウイルスが関与するという考え方は、理論的にもそう大きな飛躍はない。頭痛の発生源、つまり片頭痛を発症した〝源流（根本原因）〟が、潜伏感染していたそのウイルスにあることを示していたからだ。

こうした経緯が、本書の内容にも大きく類似していたのである。以上の事柄や研究によ

ひぇっ……！ 私の飲んでる片頭痛の薬は頓服扱いで1回でたった10回分しか出してくれないので、一気に3ヵ月分出してほしいなと思ってしまう自分がいます

片頭痛の時は効かないロキソニン飲んだら頭痛は薄らいだ。腕の痛みも治ってきたと思ったけどこれもロキソ効いてるからか

り、筆者らは、その片頭痛の源流対策に、そうしたウイルスを〝黙らせる〟しくみを用いれば、「トリプタン類やエムガルティなどに頼らずとも、片頭痛から解放されるだろう」と考えたのだ。

そもそもウイルスとはなにか

いまさらコロナウイルスを知らないという人はいないだろう。しかし、「ウイルスとはなにか？」と問われてきちんと説明できる人はそう多くないはずだ。

ウイルスはヒトも含めた動物、植物、細菌などに感染するのが特徴だが、それらの細胞が持っているシステムを借用することでしか増殖・存続できない〝粒子〟だ。あえて〝粒子〟と表現したのは、生物ではないことに加え、非常に小さな物体だからだ。しかし、生物ではないにもかかわらず、ゲノムとしてDNAあるいはRNAを持ち、宿主の免疫によ

朝起きて久々の片頭痛……痛すぎて吐き気やばい。脳外科からもらってるラス1の薬飲んでちょっと落ち着いた。薬切れるとめちゃめちゃ不安

代表的なウイルスの模式図

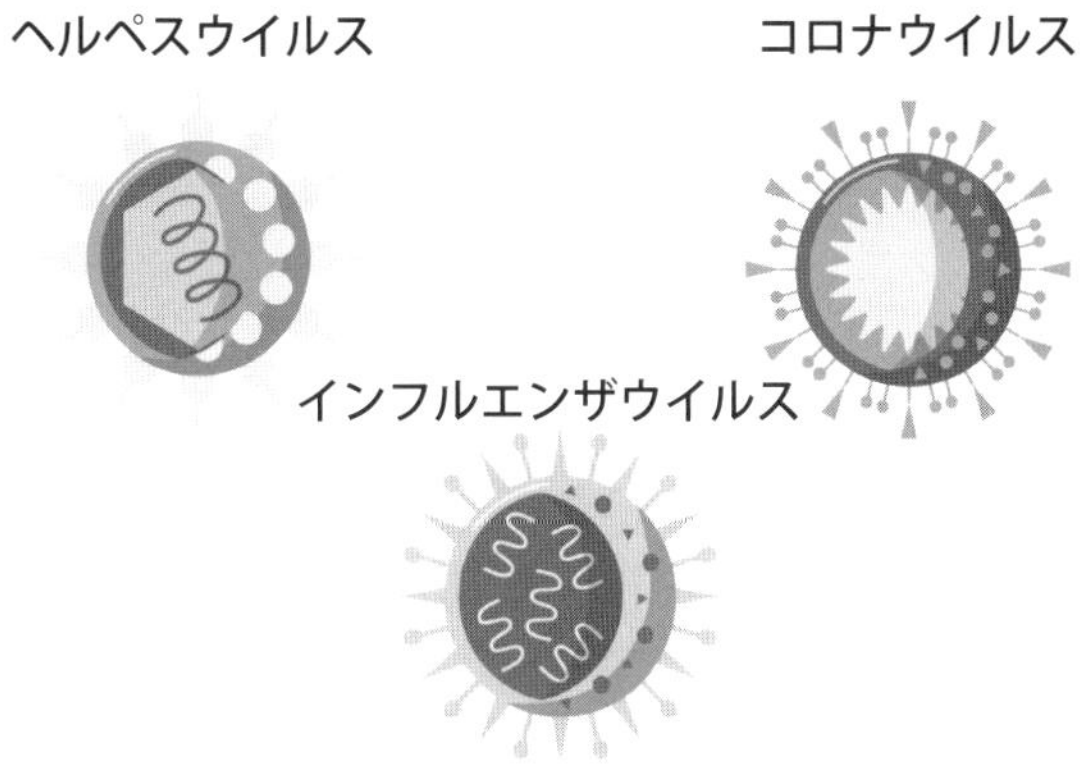

る攻撃を逃れながら自らを複製しつづける物体なのだ。そして、時には感染した細胞を死に至らしめることもある。新型コロナウイルスでさえ、どんどん増えつづけてしまうと、時にはヒトの命を奪ってしまうのと同様だ。

ウイルスの一般的なサイズは０・02〜１ミクロン程度。１ミクロンは１０００分の１㎜だから、とても肉眼では観察することはできない。しかし、その極小サイズのなかにＤＮＡ、あるいはＲＮＡを格納したコア部分があり、カプシドと呼ばれるタンパク質の殻に囲まれている。さらに一部のウイルスでは、エンベロープというタンパク質の二重膜も備わっ

ちょいキツイっす……片頭痛持ちはほんましんどいです……薬をラムネみたいにボリボリいきました。30分後効いてるか効いてないか……

ていて、ウイルス粒子を形成している。

ウイルスを分類する際には、引き起こす疾患ではなく、ゲノムの種類やその複製方法によって分けるのが通例だ（都合7種類）。

①ゲノム部分

・ＤＮＡあるいはＲＮＡ

・それぞれ一本鎖と二本鎖がある

・一本鎖ＲＮＡにおいては、＋鎖と－鎖がある

②複製方法

・ＤＮＡウイルスは、宿主細胞の〝細胞核内〟で複製がなされる

・ＲＮＡウイルスは、宿主細胞の〝細胞質内〟で複製がなされる

・ウイルスによっては、〝逆転写〟という複製の仕方をする（レトロウイルス）

レトロウイルスとは、逆転写酵素を持つＲＮＡウイルスの総称だ。このウイルスは、感染先の細胞内にＲＮＡと逆転写酵素を同時に送り込む。そして、この逆転写酵素が作動すると、ＲＮＡをベースにして二本鎖のＤＮＡを合成する。こうして完成したＤＮＡ（つまり、ヒトと同じ二重らせんのＤＮＡ）を、宿主細胞のＤＮＡのあいだにすべり込ませる。こうしたウイルスを「プロウイルス」といい、宿主の持つ細胞のシステムによってＤＮＡを転写し、レトロウイルス由来のタンパク質を生産する。

そしてさらに、プロウイルスの感染・潜伏先が生殖細胞であれば、組み込まれたプロウイルスは「内在性レトロウイルス」となって次の世代にも伝達される可能性が高まるのだ。

ほかにも、宿主細胞に潜伏しつづけるウイルスもいる。休眠した形をとる場合には、そのウイルス自体も増殖しないため、宿主にはトラブルを発生させることはない。そのため、抗ウイルス薬を投与しても効果に乏しい。ところが、こうした潜伏感染ウイルスはなんらかの外的、内的ストレスによって再活性化することが度々ある（ここでいう「潜伏」とは、感染してから症状を示すまでの「潜伏期間」とは別物である）。

今日は片頭痛あるからか、ゲーム画面酔う。ゲームするのは夜元気だったらにしよう……

Q 水痘・帯状疱疹ウイルスって、なに？

水痘・帯状疱疹ウイルスは、ヘルペスウイルス科αヘルペスウイルス亜科に属するウイルスだ。そして、そのＤＮＡは１９８６年に全塩基配列が決定された。

宿主となるのは、ほぼヒトで、空気感染によって気道・口腔の粘膜や眼球粘膜から侵入する。その後、ウイルス血症という状態を経て全身に散布されると、14日の潜伏期間ののちに〝水ぼうそう〟を発症する。これが、ヒトが水痘・帯状疱疹ウイルスに初めて感染した際に生じる臨床像である。

特徴的なのが、水ぼうそうが治ったあとも感染した水痘・帯状疱疹ウイルスは体内から消滅せずに、脊髄の神経節や頭部にある三叉神経節に潜伏することだ。神経節というのは、神経細胞が集まって膨らんだ場所だ。潜伏時にはウイルスも休眠していてほとんど活動はしないが、水痘・帯状疱疹ウイルスに対する免疫力が低下したときなどに、ウイルスＤＮ

Ａが再び活性化して帯状疱疹を発症する。

つまり、帯状疱疹は、神経節に潜伏感染していた水ぼうそうウイルスが再活性化したことによって発症する皮膚の感染症なのだ。臨床的には、身体片側の神経分布に一致したエリアに水疱が帯状または集積性に出現し、疼痛と知覚異常を伴う。

水痘・帯状疱疹ウイルスの再活性化は、20〜30年に１度の頻度とされ、水ぼうそう罹患者の20〜30%が帯状疱疹を経験する。帯状疱疹になるのは一生涯に１度限りともいわれるが、２回以上再発する帯状疱疹もけっして稀ではなく、およそ、罹患者の1.7%は複数回の発症を経験する。

また、健常人の血液中からも水痘・帯状疱疹ウイルスのＤＮＡが検出されるケースがある。そのため、帯状疱疹を発症しなくても、不定期的に水痘・帯状疱疹ウイルスの活性化が繰り返されている可能性が指摘されている。

日本における帯状疱疹の発生頻度は年間１０００人あたり５人程度だが、加齢に伴って増加する傾向がある。そして、50歳を境にして発症率が急激に上昇し、70歳以上では多く

目ん玉えぐられそうな痛みの片頭痛に悩まされていたので、きっとそのせいです

目をつぶりながらご飯食べて、薬飲んで、元気出てきました！　薬が切れるまで元気に頑張ります！　片頭痛の部類だそうです。目ん玉取り出したい痛みでした

の人に発症が確認されるほどポピュラーな疾患なのだが、水痘・帯状疱疹ウイルスが再活性化する機構はわかっていない。

最近では、「帯状疱疹になるのは1度切りかもしれないが、実際には潜伏感染を続けているのだから全く無害ということはあり得ない。発疹などの皮膚症状が出ないだけで、顔面神経麻痺や顔面けいれんといった病気、あるいはそのほかの疾患にも関与しているのではないか」といった議論もなされている。

水痘・帯状疱疹ワクチンとは？

水痘・帯状疱疹ウイルスワクチンは１９７４年に大阪大学微生物病研究所の高橋《たかはし》理明《みちあき》博士（当時大阪大学名誉教授）によって、世界に先駆けて開発された。

開発のきっかけは、高橋氏が米国留学中にご長男が水ぼうそうに感染して苦しんだこと

だ。そこで、１９７１年からワクチンの開発に着手し、研究は難航を極めたが１９７３年についに完成した。１９７４年に英国の医学雑誌がそれを報告して世界を驚かせた。

水痘ウイルスワクチンは、臨床分離株（Ｏｋａ株）由来の弱毒化・生ワクチンだ。Ｏｋａ株とは、岡くんという水ぼうそうにかかった男児の水ぼうそう部分から分離されたウイルスである。このウイルスを、ヒト胎児由来の培養細胞を用いて11代、モルモット由来の胎児細胞に12代継代したあと、ヒトの2倍体細胞『ＷＩ―38』に3代、『ＭＲＣ―5細胞株』に2代継代したものがワクチン株の候補となった。

開発から50年近くが経過したが、この間、欧米の巨大製薬会社や世界各国の研究者が何度も試みるも、Ｏｋａ株以外のワクチン製造は成功しなかった。結局、みな諦めてＯｋａ株の供与を受けることになり、日本発、世界で唯一のワクチン株になっている（１９８３年にＷＨＯの専門委員会で安全性、免疫原性の点で推奨し得る世界で唯一の株と認められた）。現在では、１歳以上の小児に接種可能なワクチンとなり、世界でも広く接種されるようになった結果、多くの人々が救われている。

頭痛持ちでも片頭痛ではなかったんですが、11週くらいから片頭痛が凄まじいので、これも妊娠悪阻の一種かと悲しみに暮れております

4月26日に新しい注射タイプの片頭痛予防治療薬『エムガルティ』が発売された。さっそく主治医の先生に相談してみたら「調べとくね〜」……からすでに1カ月。「薬剤部に聞いてみたらそんな薬はないと言われた」とのことで、先日の診察の際は、怪しい民間療法を目にしたんだろうと仄めかされたんだが……

最近、日本で注目されたのは、高齢者約４万人に対する臨床試験によって、水痘ウイルスワクチンが帯状疱疹の発症予防に効果があると示されたことだ。しかも、このワクチン接種が帯状疱疹ウイルスに対する免疫力の回復に有効であることが証明された。２０１６年になると、「帯状疱疹の予防」にも適応が拡大、小児用の水痘ウイルスワクチンがそのまま50歳以上の人の予防接種に用いられている。

ちなみに、米国で使用中の水痘・帯状疱疹ウイルスワクチン（日本のＯｋａ株を用い、メルク社で作製されたＯｋａ―メルク株ワクチン）を日本のワクチンと比べると、その力価がひと桁低い（約３万pfu）。したがって、日本は水痘ワクチン＝帯状疱疹ワクチンなのだが、米国では水痘ウイルスワクチンを強力にした高力価（１万８７００〜６万pfu）のものを帯状疱疹ウイルスの予防接種に用いている。

なお、水痘・帯状疱疹ウイルスワクチンを除き、ほかのヘルペスウイルス群の感染症の予防に用いられるワクチンはない。特に需要が高いと思われる単純ペルペスウイルス、あるいはサイトメガロウイルスに対するワクチンは現在開発中である。

◉ヒトヘルペスウイルス（human herpes virus：ＨＨＶ）

【学名】	【一般名】	【ファミリー】
ＨＨＶ―１………	単純ヘルペスウイルス１型（ＨＳＶ―１）	α
ＨＨＶ―２………	単純ヘルペスウイルス２型（ＨＳＶ―１）	α
ＨＨＶ―３………	水痘・帯状疱疹ウイルス	α
ＨＨＶ―４………	エプスタイン・バール・ウイルス	γ
ＨＨＶ―５………	ヒトサイトメガロウイルス	β
ＨＨＶ―６Ａ……	ヒトヘルペスウイルス６Ａ	β
ＨＨＶ―６Ｂ……	ヒトヘルペスウイルス６Ａ	β
ＨＨＶ―７………		β
ＨＨＶ―８………	カポジ肉腫関連ヘルペスウイルス	γ

※ＨＨＶ：human herpes virus、ＨＳＶ：herpes simplex virus

Ｑ 〝生ワクチン〟は怖い？

水痘・帯状疱疹ウイルスワクチンは、病原体を弱らせただけの弱毒化・生ワクチンだ（病原体を殺したワクチンは不活化ワクチンという）。したがって、弱毒とはいえ〝生きている〟ウイルスが注射によって体内に接種される（１回約８０００円）。

そのため、抗がん剤によって免疫が低下したがん患者さんや、免疫抑制剤を服用中の人、もともと免疫力が弱い人などは、生ワクチン接種の適応にならない。弱毒化ワクチンであっ

今日気圧問題なさそうなのにめっちゃ片頭痛きつい

ても、抵抗力のない人はワクチンに含まれる〝生きたウイルス〟に負けてしまう恐れがあるからだ。それによって、時に水痘・帯状疱疹ウイルスの急性感染症を発症する可能性も否定できない点には、各自の事前認識が要求される。

このほか、子どものころに自然界の水痘・帯状疱疹ウイルス（野生株：強毒）に感染して水ぼうそうになった人と、水痘・帯状疱疹ウイルスワクチン（弱毒株）によって免疫を獲得した人の差。つまり、強毒株―弱毒株といった〝抗原性〟の違いにより、できた抗体の能力にも差が生じている可能性は否定できない。したがって、野生株の自然感染で水ぼうそうにかかった人と、弱毒株の水痘・帯状疱疹ワクチンを接種して免疫を獲得した人との差も、今後の片頭痛対策の検討には考慮する必要がある。

こうした状況を踏まえて、片頭痛対策に「水痘・帯状疱疹ワクチンを打ちますか？」という判断が、患者さんに委ねられるのだ。まさに、今般の新型コロナウイルスを巡って人々がワクチン（主にｍＲＮＡワクチン）を接種すべきかどうか悩んだのと同様だ。

もちろん、個人に委ねられた判断であって、なんら強制はない。「いくら片頭痛が予防で

水痘・帯状疱疹ワクチン（医家専用）

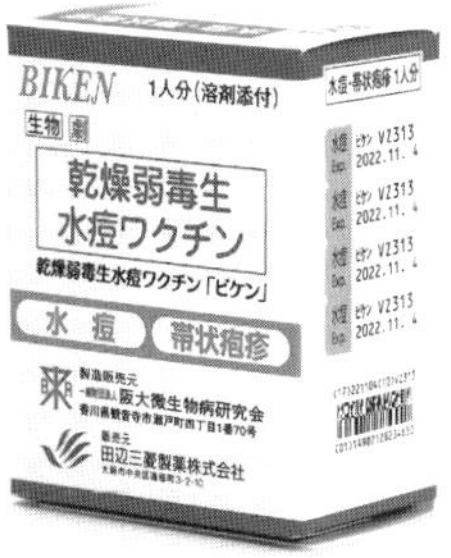

《接種には医師の指示と本人の同意が必要》

きたとしても、その副作用も、効果のしくみも未解明なワクチンを打とうとは決して思わない」と考える人がいてもおかしなことではないからだ。だから、「片頭痛には水痘・帯状疱疹ワクチンが効果的」というコンセンサスができあがる前に、できればその話をなかったことにしたい、と考える人がいても不思議ではない。

最寄駅から職場まで歩いていたら、頭が痛くなってきたので、やばいなあ、熱中症になりかけてるなあと気にはしていたのだけど、今、もうガンガン頭が痛い。片頭痛に移行したのか。でも、でもこの仕事の山を置いて帰れない。帰ります、と言う勇気がない。でも、痛い

新しいmRNA技術を用いたワクチンが作れないか

それでは、さらに安全性の高い水痘・帯状疱疹ワクチンが、はたして片頭痛対策に製造されることはあり得るだろうか。

それは、些か微妙かもしれない。

遺伝子工学の進歩したいまとなっては、水痘・帯状疱疹ウイルスのゲノムから特定部位に作用するメッセンジャーＲＮＡ情報を取得することは、たやすいことだと思う。

あいにくその世界の常識、ワクチンの製造技術に関する知識は持ち合わせていないが、今回の新型コロナウイルスワクチンの技術を持ってすれば、ミクロ単位にＤＮＡを切り取ることさえ不可能な話ではないだろう。

そして、必要な水痘・帯状疱疹ウイルスのメッセンジャーＲＮＡ部分を大量に複製し、「さあ、ワクチンができあがりました。打ちましょう！」となることも、あながち夢物語で

はない。

ただし、それには問題がいくつか存在する。

現段階において、水痘・帯状疱疹ウイルスワクチンは唯一の優秀なワクチンとされ、全世界で使用中なのだ。ということは、新たなワクチン開発の需要もたいして多くはないはずだ。

もう一つが、「儲かりにくい仕事は、だれもやらない」という近年の風潮だ。世界的なベンチャー投資が一般化した現在、いかに事業利益を株主配当として還元するかが製薬企業の役員にとって至上命令だ。

新型コロナウイルスに限っていえば、あまりに突然のできごとで、開発国の政府も巨額の開発資金を製薬会社に補償するような約束も交わされたのではないか。加えて、これまでにｍＲＮＡを用いたワクチンは存在しなかった。つまり、参考となる標準価格がなく、言い値で政府に販売できるからこそ、その技術開発を担ったビオンテック社や、生産を担ったファイザー社、モデルナ社などがその実現に邁進したのかもしれない。

片頭痛の予兆で甘くて冷たい物食べたくなり、アイスとか、プリンとかしょっちゅう食べてます。そして体重増加。運動したら、頭痛になることも。難しいですよね

おはです。朝から片頭痛と格闘して勝利。午後からだけどお仕事行ってきます。今日は絶対休めないからホント薬効いてくれてよかった

そう考えると、普通の生ワクチンが1回8000円程度で出まわっている水痘ワクチン市場に、いくらなんでもその価格を大幅に上まわる価格設定で新ワクチンを投入するのは現実的ではない。メーカーとしても、全世界の片頭痛患者さんが納得してくれればいいのだが、当然にそんな保証はあり得ない。結果、「安すぎて商売にならない」と判断して製品化しない公算が高い……というのが現実だからだ。

ワクチンとヘイフリックの限界

閑話休題。

「ヒト体細胞の分裂は50回まで」という『ヘイフリックの限界』を世界ではじめて報告した米国の研究者、レナード・ヘイフリック氏は、実のところ、風疹、麻疹、ポリオ、狂犬病など、数多くのワクチンの生みの親でもある。米国メルク社の水痘・帯状疱疹ワクチン

も、前述のＯｋａ株をベースにヘイフリック氏が樹立した細胞株『ＷＩ―38』を用いて製造されている。

ウイルスは自力では増殖できないという性質を持つ。ウイルスは某《なにがし》かの生物に感染し、侵入したその細胞内部のタンパク合成システムを無断使用することによって増殖する〝粒子〟に過ぎないからだ。つまり、ワクチン開発に使用するウイルスを大量に作りだすには、培養に用いる安全な細胞株が大量に要求される。

ワクチン製造の黎明期、つまり、１９５０年代まではこうした細胞株にサルなどの動物細胞が用いられていた。しかし、ヒト以外の生物には危険な未知のウイルスが潜んでいる可能性がある。事実、初めてポリオワクチンを生産したアカゲザルの腎臓細胞からは、ＳＶ40（Simian virus 40）という未知のウイルスが発見された。

そこで、研究者らは安全なヒト細胞株をこぞって探したのだが、当時でも入手可能なヒト細胞株は30代女性のがん細胞を継代したヒーラ細胞（ＨｅＬａ細胞）ただ一つ。残念ながら、がん由来の細胞では、とてもワクチン作りに用いることができなかったのだ。

今日はたぶん片頭痛出るっぽくて目が見えづらいんで、大人しくしてると思います

しかも、健常者の細胞であっても、なんらかのウイルスに感染してしまっていたら意味がない。そこで、理想と考えられたのは母親の胎内にいる胎児の細胞だった。つまり、子宮内に留まっている無菌状態のヒト細胞に限られたのだ。

そして、ヘイフリック氏も多くの研究者と同じく、自らが血眼になってその細胞株を探し求めていたそのときだった。ヘイフリック氏が１９６１年に発表した『ヒト２倍体細胞株の継体培養』という論文のなかで、「胎児の細胞は50回分裂すると、細胞分裂をやめてしまう」ことを明らかにしたのだ。

『ヘイフリックの限界』は、もちろん大発見であった。しかし、ヘイフリック氏にとって本当の目的はほかにあったのだ。そしてその目的が、未だウイルスに汚染されていない胎児の細胞を用いた培養細胞を樹立することであり、ワクチン開発に活用することであった。

１９６２年、ついにヘイフリック氏は妊娠４カ月で堕胎したスウェーデン人女性の胎児を手に入れ、無菌的操作によって切除した肺の細胞から新たな細胞株『ＷＩ—38』を樹立した。以降、この継代培養株は60年近く経ったいまも正常なヒト細胞として多くのワクチ

細胞分裂とヘイフリックの限界

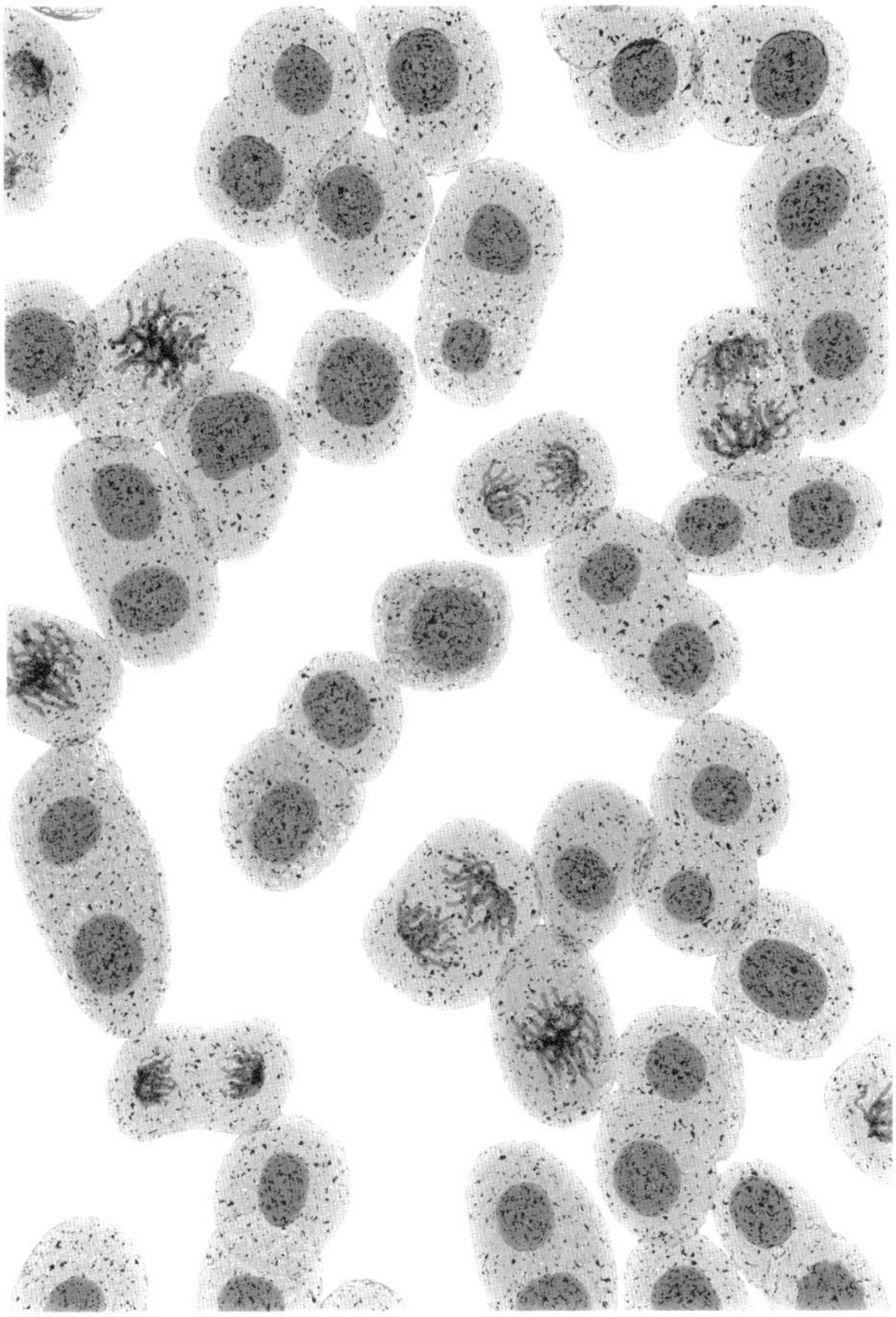

細胞を顕微鏡で覗いて見てみると、さまざまな分裂周期の細胞が混在し、個々の細胞ごとに「ヘイフリックの分裂限界」がある。

片頭痛もうすぐ72時間に達するかな。落ち着いてきた。このまま休みたいけど月曜だし、今週は短くて20日締の処理などもあるからこれから会社向かう……

ン製造に用いられ、世界中で多くの人命を救っている。

ただ、ヘイフリック氏は所属していた米国のウィスター研究所で、〝細胞培養に長けている技師〟といった程度の処遇しか得られないことに不満が募っていた。実際に正規職員ではなく、実験助手のような扱いを所長から受けていたといわれる。その後、１９６８年に米国スタンフォード大学にかろうじて教授職を得たのだが、それでも内外で『ＷＩ―38』の権利を巡ってトラブルが頻発し、１９７６年にはスタンフォード大学を辞職、一時は週１０４ドルを受給する失業者にもなってしまっていた。

そしてその際のトラブル、つまり『ＷＩ―38』継代培養株の所有権を巡る裁判が、かれの晩年を大いに悩ませたのであった。

水痘・帯状疱疹ウイルスの特徴「潜伏感染」

水痘・帯状疱疹ウイルスは「神経節に潜伏する」と説明した。つまり、「潜伏感染」だ。文字だけを見てみると、生きている水痘・帯状疱疹ウイルスが神経節に移動して、そこで息を潜めて隠れているように思うかもしれない。だがしかし、それは正しくない。そもそも、ウイルスは生物ではなく、単なる遺伝子配列（タンパク質を作るための設計図）を持った〝粒子〟に過ぎないからだ。だから、生き・死にといった言葉では表現し得ないのだが、あえていうとすれば、遺伝子が発現しているときは「生＝活動期」、発現していないときが「死＝非活動期」だろうか。

そこで、水痘・帯状疱疹ウイルスの「潜伏感染」は、生と死のあいだをさまよう曖昧な状態として、〝そこに留まっている〟と考えるのが正解だ。

ヒトを含めた真核生物に感染するウイルスのほとんどが、ウイルスが成熟したあとはその細胞を破壊して出ていく〝溶菌感染サイクル〟のスタイルをとる。しかし、宿主細胞の遺伝機構を借りたまま長い期間、〝溶原性サイクル〟によって潜伏感染する。この感染が終盤に向かうころになって、なんらかのシグナルをきっかけに細胞内に蓄えられた子孫を一

今日もまだ頭痛です。朝は輪のように痛くて、熱中症か?!と。OS—1が普通に飲めるのでやばいかもしれん。少しずつ飲もう。今はまた片頭痛も戻ってきた。今日から本格的な生理なので腰も痛い。寝過ぎで痛いのかよくわからん。時間で強制的に飲食しないとすぐ崩れる

疲れからくる片頭痛は、頭痛のみが多いのね。でも、天候からくる片頭痛は吐き気が伴うのね。今日は、吐き気があるから辛い

気に放出するウイルスも存在する。

水痘・帯状疱疹ウイルスもこうした潜伏感染のスタイルをとる。それは、「感染細胞には完全なウイルス粒子は見あたらないが、ウイルスの産生能力はある状態」あるいは、「感染細胞にウイルスゲノムは存在するが、ウイルス粒子は放出しない形態」をとる。このウイルスは細胞の内部で休眠しつつも、一部の遺伝子だけは発現しているのだ。しかし、すべての遺伝子は発現しておらず、たちまちウイルス粒子を生みだしてしまうこともない。つまり、「成熟粒子」ではない、いわば省略形の粒子として潜伏するため、すぐに発症することはないのである。

Q 水痘・帯状疱疹ウイルスの成熟粒子は、ほぼ球状で4つの構造

ウイルスの構造を中心から順に見ていこう。一番の中心部分は「コア」と呼ばれる部分

で、ここには水痘・帯状疱疹ウイルスの二本鎖ＤＮＡが詰め込まれている。そして、そのゲノムの長さは12万５０００塩基対の長さを持つ。

その「コア」を取り囲んでいるのが「カプシド」と呼ばれるタンパク質の殻で、正20面体の形状をとる。そして、最外殻には「エンベロープ」と呼ばれるヒト細胞由来の脂質二重膜を形成するのだが、ヘルペスウイルス群の特徴は、カプシドとエンベロープのあいだにもう一つ「テグメント」と呼ばれるタンパク質層があることだ。

しかし、水痘・帯状疱疹ウイルスも、こういった〝がわ〟を自分で作りだすことはない。ヒト細胞に感染して、勝手にリボゾームというタンパク製造装置を借用して作りだす必要がある。しかし、そうなるともはや立派に活動中のウイルスだ。ヒトの細胞内でどんどん増殖しては、稀にそのヒト細胞を死に追いやることもある。しかし、大抵はその感染の終盤で帯状疱疹を発症し、その結果、皮膚に生じた「疱疹（皮膚の病変）」から飛びだして、次の宿主を求めて巣立っていくのである。

ところが、「潜伏感染」とはそうした最終段階ではなく、〝がわ〟を作る作業なしにヒト去年から片頭痛出るようになったから頭痛ってこんなにしんどいこと全然知らなかった……痛すぎて起き上がれないし気持ち悪くて吐いちゃう。どんどん出てくる頻度上がってて無理。頭痛持ちの人が常に薬持ち歩いてるの納得した

細胞に迷惑をかけない形態をとりながら休眠している状態だ。だから、そのときに休眠している細胞が破壊されてしまわぬよう、例えばＬＡＴ（latency associated transcriptというイントロン＝介在配列）という遺伝子の一部を常に発現し、アポトーシスという細胞の自殺を防いでいるのである。

ヘルペスウイルスが、神経節を選んだワケ

体内に潜伏感染するウイルスには、その潜伏先にそれぞれの好みがある。おそらくは、ヒト細胞のレセプター（＝受容体、受容細胞）とウイルスの相性によるものと思われる。レセプターとは細胞同士や、特定の抗原などと結合する際に利用する構造体で、細胞表面レセプター、細胞内レセプター、核内レセプターなどがある。細胞表面レセプターは、感染しようと接近してきたウイルスなどと結合し、細胞にその情報を伝える役目を持つ。

今回、猛威を奮っているコロナウイルスは、肺の細胞が好きなウイルスだ。そして、唾液中に現れたり、あるいは飲み込んだウイルスが糞便中から検出されたりする。だから、唾を飛ばし合って話し合うような飲食・飲酒の機会が目の敵にされ、あるいはトイレでの感染例が多数報告されているのだ。

少し脱線してしまったが、水痘・帯状疱疹ウイルスが神経細胞に潜むのは、神経細胞の表面レセプターと相性がよいからであろう。もう一つ加えるとしたなら、それは潜伏する神経細胞が〝非分裂系細胞〟であるということだ。通常の体細胞は成長の途中で複数回の細胞分裂を行う〝分裂系の細胞〟だ。もし、状態がよければ〝ヘイフリックの限界〟である50回程度まで細胞分裂を行ってもおかしくはない。

しかし、非分裂系の神経細胞なら、潜伏するウイルスも、その宿主細胞が役目を終えて体から消滅するまで長きにわたって安泰でいられるわけだ。

こういった標的細胞への親和性を「細胞指向性」という。水痘・帯状疱疹ウイルスの指向性は神経細胞であり、三叉神経節、脊髄後根神経節に潜伏感染することが多いとされる。

今度は片頭痛でーーーーす楽しいでーーーーーーす!!!

日差しが目に入ると片頭痛起こすからレンズの色濃いめのサングラスかけたいんだけど、どう考えても怪しいんだよね笑

水痘・帯状疱疹ウイルスの一生（生活環）

水痘・帯状疱疹ウイルスの初感染は、飛沫中の感染性ウイルス粒子が、ヒト（自分）の上気道粘膜上皮に吸着することに始まる。それによって体内に侵入すると、まずは、自然免疫系を担う免疫細胞の一種、マクロファージやナチュラルキラー細胞（ＮＫ細胞）の攻撃に晒されるはずだ。

その時点で完全に排除されれば、感染は成立しない。しかし、大抵は破壊をまぬがれて感染してしまう。すると、次に晒されるのが、抗原提示細胞（樹状細胞）による攻撃だ。それら細胞は血液中に散らばったウイルス断片を捉えて抗体やＭＨＣ分子（ＭＨＣクラスⅡ）を作りだし、最強の活性化キラーＴ細胞にバトンをつなげる……はずであった。

ところが、ヘルペスウイルス群には、生体の防御反応である免疫からの回避策を備えている可能性が取り沙汰されていた。それが、１９９０年代にＣｅｌｌ誌、Ｎａｔｕｒｅ誌

と続いて発表された、『MHCクラスⅠ分子を介するウイルス抗原提示の阻害』である。

これは、感染した細胞がそのウイルスの目印として作りだすもう一つのMHC分子（MHCクラスⅠ）をウイルスが邪魔することで、活性化キラーT細胞の攻撃をかわしてしまうしくみだ。

そうした免疫応答を回避するメカニズムによってウイルスはリンパ球の内部に感染し、感染したリンパ球（感染T細胞）はできたてのウイルス粒子をたっぷりと抱え込んだ状態で全身に広がってしまう。そしてついに感染T細胞は血管から真皮に浸潤し、ウイルスを増産しながら皮膚の表面に「水疱膿疱様皮疹」を形成する。これが水ぼうそうの初感染においてしばしば認められる皮膚の病変だ。この疱疹内には大量の感染性ウイルス粒子が入っていて、これ自体もほかの人への感染源になりうる。こうして初感染となったヒトの体内ではウイルスも一気に拡大していく。

しかし、そのいっぽうで、増殖したウイルス粒子は〝相性がよい〟とされる神経細胞の末端に到達。その後は、神経細胞の内部に張り巡らせた細胞骨格（微小管）という構造に

せっかく休みなのに朝から頭痛い。片頭痛と緊張型が併発してるみたいでつらいぞチクショウ

この週末、久々に異常な回数の片頭痛＋閃輝暗点が。金曜朝に職場で始まり、気合いでブラックコーヒーを一気飲みした所拍子抜けの痛み。調子に乗って過ごしてたら、土日と夕方から前兆も激痛も来た。嫌いな母から100％遺伝した10代からの片頭痛、すごく複雑……。祝日で病院休みだし鬱

沿って移動する特殊なモータータンパク質に便乗し、最終潜伏先となる神経節細胞に移動していく。このモータータンパク質には向きの異なるキネシンとダイニンという種類があり、中枢の脊髄神経節や三叉神経節などに向かうときはダイニンに乗って移動する。そうして辿り着いた潜伏先で休眠状態になって「潜伏感染」が成立する。

こうして一度感染してしまうと、潜伏感染→再活性化→潜伏感染を繰り返し、ヒトと終生、一緒に暮らすことになるのである。

ウイルスの感染、増殖、潜伏、再活性化

水痘・帯状疱疹ウイルスの一生を、もう少し具体的に見てみよう。

ここではヘルペスウイルス科のなかでも、プロトタイプ（原型、標準型）として解明の進んだ「単純ヘルペスウイルス」の感染、増殖、潜伏、再活性化について、その流れを紹

介しよう。

単純ヘルペスウイルスは、長時間にわたって宿主から離れるとウイルスとしての存続が危ぶまれる。そのため、単に自然界に漂うだけではなく、宿主となるヒトからヒトへの渡り歩きが不可欠なのだ。

そこで、単純ヘルペスウイルスは感染というアクションによってヒト粘膜細胞に侵入し、その細胞核内に二重らせんのウイルスＤＮＡを注入するのだ。ヘルペスウイルスのＤＮＡがヒトＤＮＡに備わった機能とメッセンジャーＲＮＡを借用し、転写・複製を開始するためである。

一つひとつのヒト細胞に備わる二重らせん構造のＤＮＡは、細胞核の内部で23対の染色体に分割して格納される。対をなしたそれぞれのＤＮＡを伸ばしてつなぐと、その長さはおよそ２ｍもの長さだ。ところが、微小な細胞核にこのような長さのＤＮＡを無秩序に押し込んだなら、絡まって機能しなくなるのは想像に難くない。

そこで、そうしたＤＮＡ相互の絡みつきを防止する手段として、ヒストンという微小な

昨日はハードスケジュールからの片頭痛で夜の記憶がない……。今朝はもうすっかり元気で通勤中です

円筒状のタンパク質がＤＮＡの秩序だった格納の仲立ちをしている。つまり、細胞核のなかで絡まってしまわないよう、多数のヒストンにＤＮＡを規則正しく巻きつけながら、小さく折りたたんで格納するのである。

しかし、こうしてヒストンに巻きついた遺伝子ＤＮＡが活動を始めるには、そのＤＮＡの巻きを緩めて開放しなければならない。そうしてヒストンに巻きついたＤＮＡが緩んで延びることで、必要な遺伝子ＤＮＡが露出して活動を開始させることができるからだ。

こうしたしくみが、ヒストンタンパクの〝アセチル化〟だ。

ヒストンが〝アセチル化〟すると、巻きの緩んだＤＮＡがヒストンからほどけてヒトゲノムのＤＮＡの遺伝子部分が露出する。すると露出した遺伝子には、ＤＮＡ配列を複製（コピー）するｍＲＮＡが自由にアクセスできるようになる。

重要なのは、これと同じ現象がヘルペスウイルスの感染においても再現されるということだ。

前述したように、ヘルペスウイルス群はＤＮＡウイルスに所属する。つまりこの時点でこ

先週に引き続き、月曜日の寝起きに、片頭痛きた

DNA とヒストンタンパク

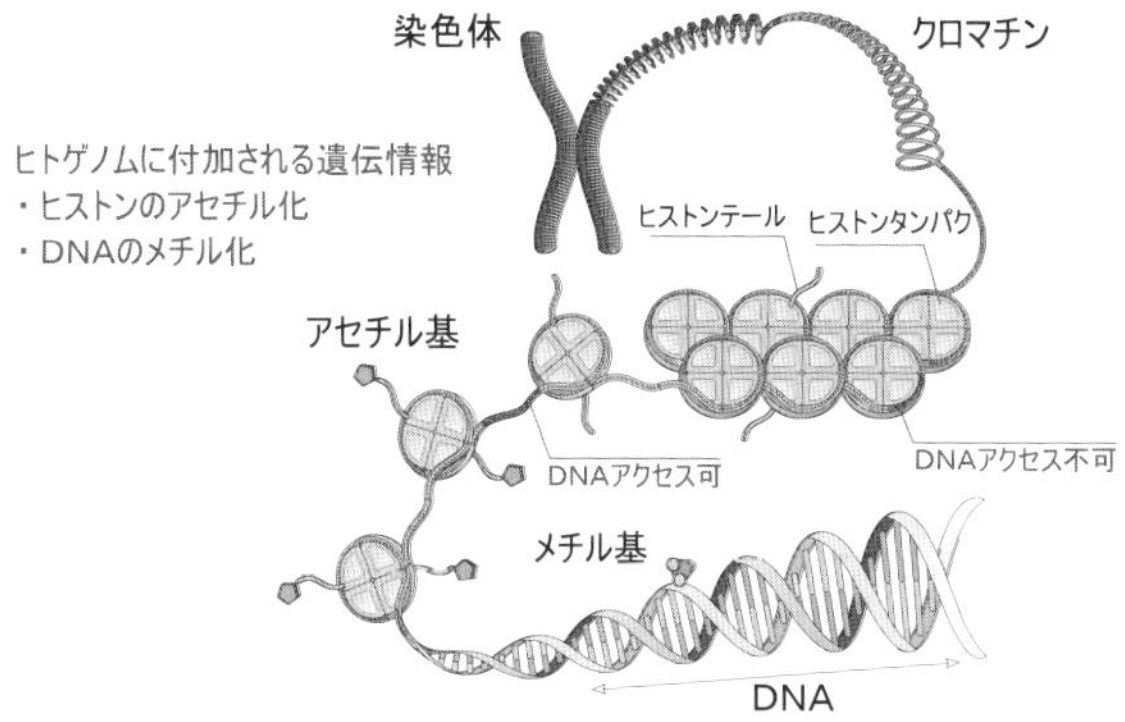

細胞核に備わった染色体をほぐすと、ヒストンタンパクに巻きついた DNA が現れる。

のウイルスが「潜伏感染」していると、細胞核に注入されたウイルスＤＮＡもヒストンにキュッと巻きつき、その遺伝子の活動を沈黙させる（遺伝子サイレンシング効果）。

ところが、ヒト体内で水痘・帯状疱疹ウイルスが活発化して増殖するには、ヘルペス遺伝子の沈黙を解いてＤＮＡの複製を再活発化しなくてはならない。そこで、ウイルスは感染細胞に持ち込んだテグメント（酵素）を利用して、ヒストンと密に巻きついたＤＮＡをアセチル化によって緩めてウイルス遺伝子の発現を促進する。

こうした現象が、水痘・帯状疱疹ウイル

ヒストンタンパクの『アセチル化』『脱アセチル化』

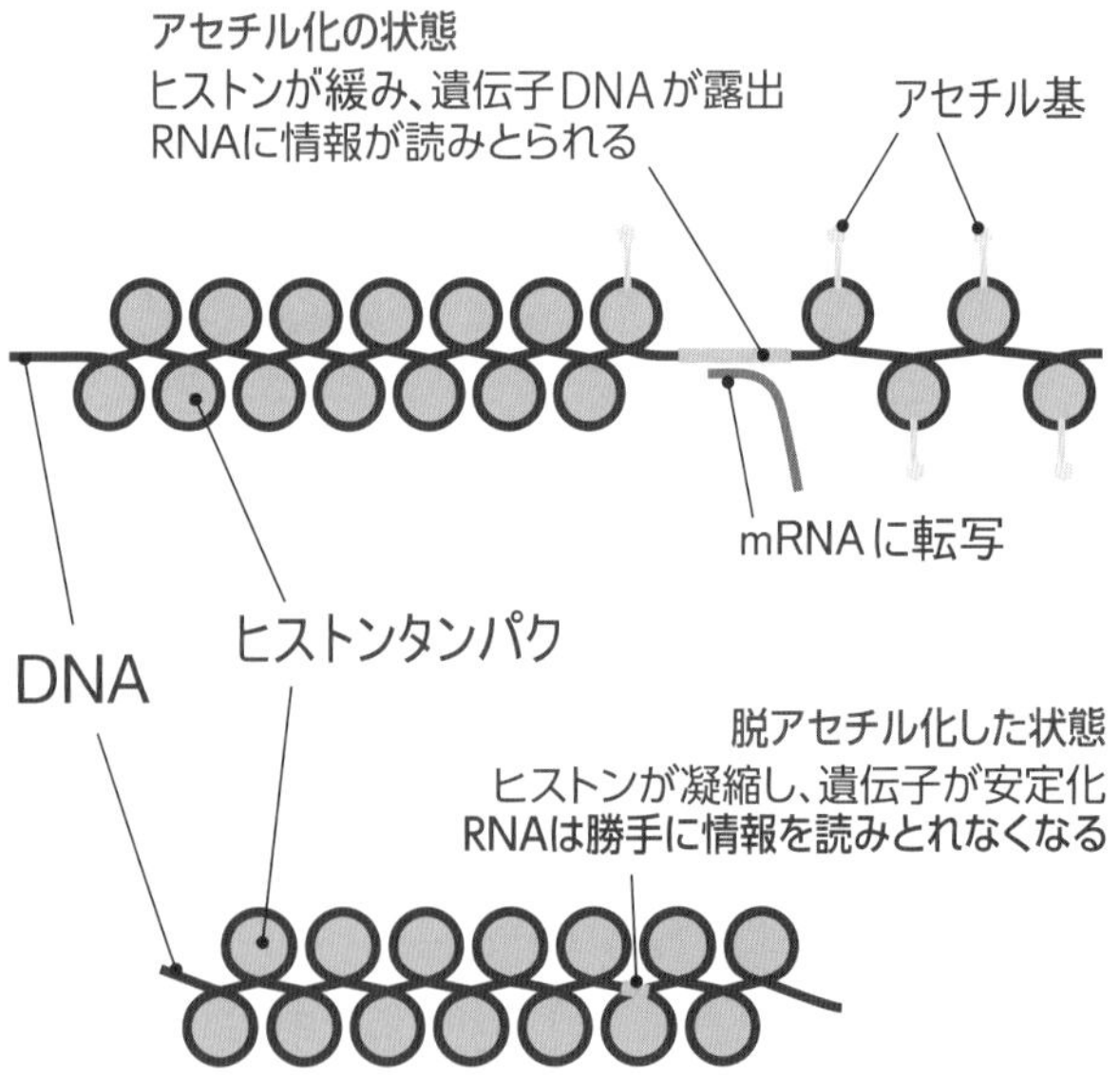

スのＤＮＡが巻きついたヒストンタンパクの変化、すなわちヒストン修飾（アセチル化）である。

つまり、ヘルペスウイルスは自らのＤＮＡの、ヒストンへの巻きを緩めることで、子孫となるウイルス粒子の増殖を促進させていくことになる。

潜伏感染していた水痘・帯状疱疹ウイルスが、自らのウイルスＤＮＡをヒストンから緩める（つまり、アセチル化する）と、多数のウイルスが細胞内で複製されはじめ、しばらくすると猛烈に活発化しはじめる。

こうして潜伏から活発化したウイルスは、再び潜んでいた神経節細胞から末端の組織への移動を開始する。このときに潜んでいた中枢の神経節細胞から末端の細胞に向かうには、先ほどのモータータンパクのうち、末梢へ向かう下り方向のキネシンに便乗して移動する。

ヘルペスウイルスは、こうして回帰発症と潜伏感染を繰り返し、終生、宿主の細胞内に存続しつづけるのである。

ヘルペスウイルス群のもう一つの潜み方「プロウイルス潜伏」

理化学研究所が２０２０年９月にとても興味深い発表を行った。

日本人７４８５人の全ゲノム配列を解析したところ、一部のヒトゲノムのなかに、「ヒトヘルペスウイルス６（ＨＨＶ—６）」のゲノム全長にそっくりなＤＮＡがあったというのだ私の旦那さんからここ数カ月、不眠・頭痛・口の渇き・舌のピリつき等の不調の訴えが。ずっと仕事のストレスだと思ってた。でも最近脳神経外科を受診してみたところ、「片頭痛による末梢神経障害」が発覚。服薬し始めたら症状が改善。やっぱり不調の原因をはっきりさせる事って大事。自分の体を大切に

（内在性ＨＨＶ―６）。ヒトヘルペスウイルス６のアデニン（Ａ）、グアニン（Ｇ）、シトシン（Ｃ）、チミン（Ｔ）の配列が、現代日本人のなかに存在していたのである。

ヒトヘルペスウイルス６は、水痘・帯状疱疹ウイルスと同様に、線状の二本鎖ＤＮＡをゲノムとするウイルスだ。小児期にほとんどのヒトが感染する突発性発疹の主な原因とされ、90％以上の成人の体内に潜伏感染していると考えられている。

潜伏感染というのは、前述のようにウイルスが休眠している状態。しかし、理化学研究所の発表はエピソーム状の潜伏感染ではなく、ヒトのＤＮＡのなかに組み込まれているというのだ。

それは先ほどまでに解説した潜伏感染とは全く異なるウイルスＤＮＡの潜み方だ。

確かにヒトゲノムのうちの約８％は「内在性ウイルス配列」と呼ばれる古代のウイルス由来の配列で占められている。実のところ、純然たるヒトの設計図であるヒト遺伝子は、ヒトゲノムＤＮＡのほんのわずか（約1.5％）しかなく、それ以外は大昔に忍び込んだウイルスＤＮＡの残骸だ。とにかくこれらのＤＮＡがヒトゲノムの大半を占めたままなのだ。以

内在性ウイルス配列・レトロトランスポゾン

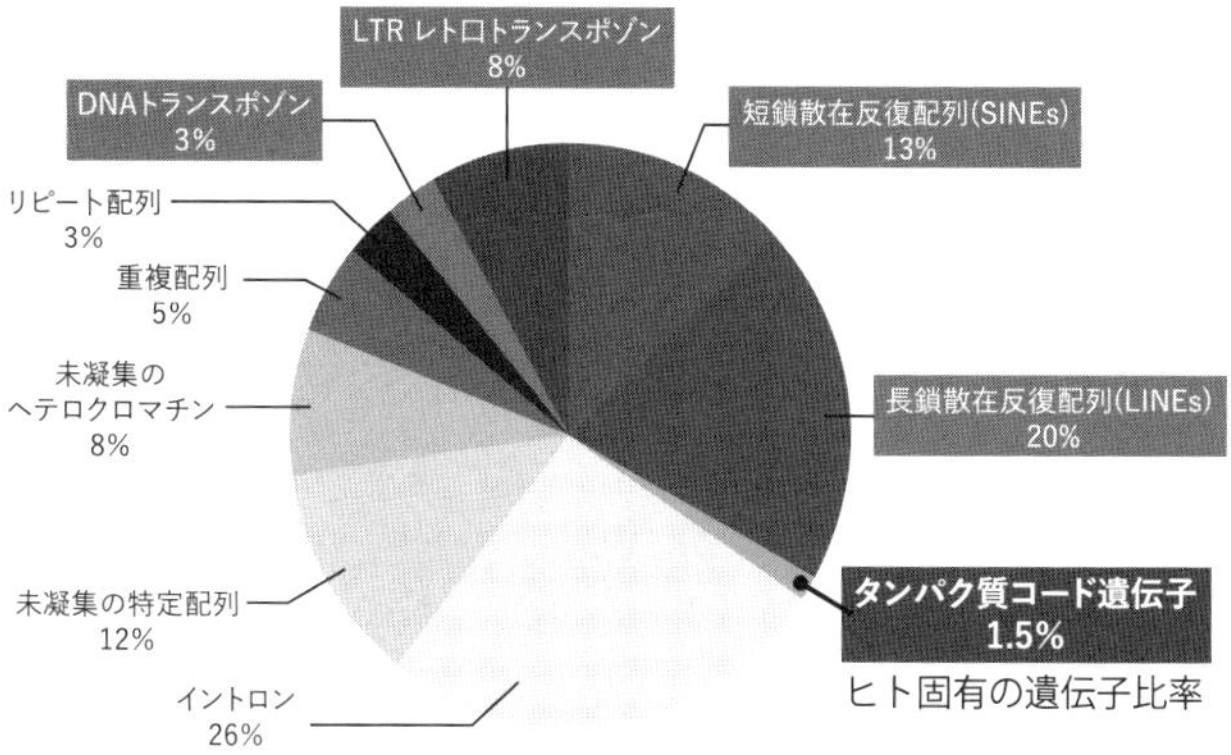

前は、こうした内在性のウイルス配列は機能を持たない〝ジャンクＤＮＡ〟だと考えられていたのだが、最近の研究で内在性ウイルス配列の一部が、病原性ウイルスの持ち込んだＤＮＡ配列の一部として働く場合があることがわかってきた。

本来は、こうした内在性ウイルス配列のほとんどはＲＮＡウイルスであるレトロウイルスに由来するといわれていた。だから、ＤＮＡウイルスであるヒトヘルペスウイルス６（ＨＨＶ―６）のＤＮＡ配列が内在することに気づかずにいたのかもしれない。

いずれにしても、ヒトヘルペスウイルス６の今日も猛暑だというので、ツレを駅まで送っていった帰り、ん?なんだか前見えにくくなってきてる!? もしや、これは、月曜朝から閃輝暗点、キターので帰ってきて片頭痛薬飲み、冷暗所でしばらく過ごします……

ＤＮＡがヒトゲノムの内在性配列に発見されたということは、「プロウイルス潜伏」と呼ばれる状態だ。宿主細胞が細胞分裂するたびに忍び込んだヘルペスウイルスの遺伝子も複製されることになる。

ヒトヘルペスウイルス６も水痘・帯状疱疹ウイルスと同じヘルペスウイルス群だ。いずれにせよ、その内在性ウイルスが現代の日本人のヒトゲノムから見つかったのだ。そして、その内在場所はヒトゲノムの22番染色体長腕のテロメア領域という場所であった。

面白いことに、現代の中国人の22番染色体長腕のテロメア領域からも内在性ＨＨＶ―６は見つかった。全く同じ位置である。つまり、中国大陸と日本列島が陸続きだった約３万年前に、そこに住むヒトがヒトヘルペスウイルス６に感染し、上記のような機序で染色体にまで侵入された。その後、内在性ＨＨＶ―６は親から子へと何代にもわたって受け継がれ、縄文時代（約１万６０００年前～３０００年前）に内在性ＨＨＶ―６を持ったヒトが日本に渡ったと考えられるのだ。

このヒトヘルペスウイルス６と同じように、水痘・帯状疱疹ウイルス（ＨＨＶ―３）のＤ

NA配列も、内在性ウイルス配列としてヒトゲノム上に組み込まれている可能性が高いと私は考える。まだ発見はされていないが、水痘・帯状疱疹ウイルスが単なるアデニン（A）、グアニン（G）、シトシン（C）、チミン（T）という〝暗号〟に姿を変えて、ヒトDNAのなかに潜んでいるのは想像に難くない。

従来、片頭痛は家系遺伝も関係しているとされ、生活環境の変化や心身ストレス、ホルモン分泌異常などに対しても敏感に反応しやすい体質を遺伝することも考えると、世代間を渡り歩ける水痘・帯状疱疹ウイルスの遺伝因子の一つに、これらのプロウイルス潜伏がその遺伝形態の一つとして保存されていると考えるのは、ごく常識的な帰結でもある。

紫外線はヘルペスウイルスの増悪因子

紫外線は、水痘・帯状疱疹ウイルスを含むヘルペスウイルスにとって増悪因子だ。ヘル

生理前の頭痛は女性ホルモンのエストロゲンが急降下することで、一緒に幸福ホルモンも急降下するから。幸福ホルモンが不足すると脳の血管が拡張して片頭痛が起きる。マグネシウム不足も片頭痛が起きる。女性ホルモンの変動に負けないよう、普段からストレス対策とマグネシウムを満たしておくのが大事

昨日の片頭痛はソフトクリーム屋の柔軟剤激臭が9割トリガーだった気もする。買わずにすぐ店外に出たけど。あんなに激臭だったらコーンもソフトクリームも移香しているだろうなぁ。。。

ペスウイルスにとって紫外線の影響は大きなストレスであり、潜伏感染からの活性化要因でもある。片頭痛を患う人も、日差しが強くなる春〜夏はとても苦手だ。こうした片頭痛発作の季節性も、水疱・帯状疱疹ウイルスに紫外線の影響が色濃く出ていることは間違いないだろう。とにかくこの時期は片頭痛発作を起こしやすいのだ。

紫外線は「ＵＶ：ウルトラバイオレット」とも略すが、可視光線である紫色の外側という意味で可視光線の波長より短い（４００〜１００ｎｍ）ものをいう。太陽から届く光のなかで最もエネルギーが高く、私たちの身の回りでも殺菌消毒灯などに利用されている。

ただ、紫外線は、「可視光線か不可視光線か」つまり「見えるか見えないか」という基準は人間が勝手に決めただけで、ウイルスからしたら全く意味のない分類だ。「どこからどこまでの波長が紫外線」とウイルスが判断することもないだろう。したがって、ウイルスは決められた紫外線波長に限らず、その前後を占める青系の短波長光線も含めて嫌がる性質があるはずだ。片頭痛の人も、眩しい光を嫌う。眩しい光のなかでも特に青い系統の光を嫌がるケースが多いのは前述の通りだ。

さて、こうしてウイルスに大きな刺激、ストレスを与えてしまう紫外線、青色光を、日常の照明機器も出していることは、あまり知られていない。青色光になんら刺激も感じない、片頭痛を持たないヒトにとっては関係のない話だからだ。

たとえば、以前主流であった家庭内の照明器具、蛍光灯のガラス管内は真空で、そこに水銀ガスが入っている。ガラス管の両端にはフィラメントがあり、電気を通すとそこから電子が反対側のフィラメントに向かって飛びだし、水銀ガスにぶつかって紫外線を出す。発生した紫外線はガラス管に塗布された蛍光物質に当たり、赤、緑、青の可視光線に変わり、それが混ざって白く光って見える。

家庭用の蛍光灯にも、ある程度は紫外線を通さないような加工が施されるが、殺菌灯として用いる蛍光管は、あえて紫外線をよく透過する石英ガラスで作られている。

いずれにせよ、蛍光灯から出る紫外線の量はさほど多くはなく、太陽光線に含まれる紫外線のわずか１０００分の１（快晴時）だ。蛍光灯に10時間当たりつづけるのと、日光に36秒当たりつづけるのが同じ計算になる（それでも本や雑誌は日焼けするが。ちなみに白

昨晩リザトリプタン飲んだら夜中トイレが大変だったけど、今朝は頭痛治ったから良かった。天気が良すぎても片頭痛のトリガーになるから晴天は好きではない。外出時にサングラス防御してもダメになってきた

熱電球は蛍光灯の4倍の紫外線量）。

では、最近増えてきたＬＥＤ（発光ダイオード）照明はどうだろうか。

ＬＥＤ照明は、蛍光灯に比べて２００分の１の紫外線量と、とても優秀だ。ただ、蛍光灯よりも光の点滅が明確で、50ヘルツの東日本では1秒間に１００回点滅していることになる（周波数が60ヘルツの西日本では1秒間に１２０回の点滅）。ＬＥＤ照明はこれほどにも、目に見えない早さで点滅を繰り返しているのだ。

さらに、これが片頭痛の人によくない。紫外線量はさておき、片頭痛の人には昔ながらの発熱電球（実は点滅しているのだが、フィラメントが持続燃焼するために気がつかない）がベストだが、すべての照明がＬＥＤに取って代わりつつある昨今、むしろ、発作の起こる頻度は非常に高まっているといえなくもない。片頭痛を患う人々にとって、まさに脅威の照明器具なのだ。

日差しが強くなる春〜夏は、片頭痛の人にとって非常にナーバスになる時期だ。片頭痛にとって、自然界の紫外線という強烈な片頭痛の地雷をすでに1個踏んでいることになる。

たとえば、そんな状況下で車を運転し、道路に設置された青色ＬＥＤの点滅標示や、照度の高い対向車のＬＥＤヘッドライトに晒されたなら、その時点で２個目の地雷を踏んでしまうだろう。つまり、それによって片頭痛発作を引き起こしてしまったなら……最悪のケースでは大きな事故にもつながりかねない話なのだ。

世の中、照明の分野は進歩したように見えるが、片頭痛の人への気配りがない状況を見ていると、額面通りに評価するわけにはいかない。今後、大きく社会問題化する前に、メーカーの率先した片頭痛対策を願うばかりだ。

この先、帯状疱疹は増えていく一方

水痘・帯状疱疹ワクチンは１９８７年になって接種が開始された。当初の接種は任意であったため、その接種率も20％前後と非常に低く留まっていたのだが、21世紀に入って地

３・５日間家で休んで、さすがに熱は下がって、頭もすっきりしました。片頭痛の酷いやつだったのかなぁ、もしこれからも続くのだったらとても困る、その度に寝込むのかしら、でも、それでも前向きに生きてくしかないですね。今日から仕事も復帰します。心配してくださった皆さん、ありがとうございます

方自治体の公費助成も始まり、２０１０年には50％を超えた。該当者の半分以上が接種することになった。ところが、１回の接種だけでは弱毒ウイルスということもあって、いまーつ水痘の罹患者数は減少しなかった。

効果が現れはじめたのは、国によって定期予防接種化された２０１４年10月以降だ。生後12カ月から36カ月のあいだ（１歳の誕生日前日から３歳の誕生日前日まで）に３カ月の間隔を空けて２回接種することになってから水ぼうそうの罹患数は徐々に減少し、合併症を発症する人も減少しはじめた。

ただし、定期接種対象外の年長児や、そろそろワクチン効果も衰えだした成人の割合は増えつつある。２０１４年９～12月に水ぼうそうを発症して入院した患者さんは０～１歳が最も多かったが、定期接種化後は乳幼児の入院例は減少し、成人の割合が相対的に増加している（人数が増えているわけではない）。また、別のデータでは１回しか接種を行わなかった年長児に水痘感染症の危険性が比較的多いことがわかる。つまり、２回接種が効果を発揮しているのだ。

ところが、こうした現状はいいことばかりではない。

ワクチンの普及によって野生株の水痘・帯状疱疹ウイルス罹患数が減ると「ナチュラルブースター効果」が薄まるのだ。どういうことかというと、実際に野生株の水痘・帯状疱疹ウイルスに感染したことのある人は、そのほとんどが強力な特異的細胞性免疫を獲得している。また、弱毒株ではあるものの、ワクチン接種をした人たちも同じように持っている。すでにこれらの水痘・帯状疱疹ウイルスへの免疫力を持つ人は、水ぼうそうになった別の患者さんに接触すると、「敵が来たぞ、闘うぞ」と即時に昔に獲得した抗体が目を覚まして活性化される。これがナチュラルブースター効果で、こうして繰り返し増強される免疫力は50～60歳ごろまで維持されるのだ。しかし、水痘・帯状疱疹ワクチンの２回接種が導入された以降に水痘罹患者が減りはじめると、新たな水痘・帯状疱疹ウイルスとの接触機会が減ってしまい、既感染者（つまり、すでに免疫を獲得している人）への、ナチュラルブースター効果が不十分になる。

すると、どうなるか。

もともと朝早い（4時起き）けど、昨夜は軽い熱中症で片頭痛がひどく2時からほとんど眠れなかったんですがどうしたら（これから仕事）。まだ頭痛い（薬と麦茶飲んだ）

おはようございます。今朝も酷い片頭痛に起こされて目覚めました。ゴミ出しして、お薬のんで横になっています。沈み込んでいるのでメンテナンスデイになりそうです。朝散歩行けそうにないです。今日も皆様が良い日を過ごされますよう

水痘・帯状疱疹ウイルスは、初感染後に脊髄の後根神経節や、頭部の三叉神経節に潜伏感染する。そして、いろいろなストレスによって増殖するが、免疫細胞たちも頑張って増殖を抑え込んでいるおかげで、ウイルスの再活性化と、それに伴う帯状疱疹の発症も抑制しているわけだ。

しかし、免疫力は加齢とともに自然と落ちていく。それに加えてナチュラルブースター効果が乏しくなると、免疫力は一層速く低下してしまう。10代や20代の若者でさえ、ウイルス再活性化を抑え込めずに帯状疱疹が出てしまうのだ。免疫がさらに衰える高齢者にとってみれば、決して人ごとではない。

これは机上の空論ではなく、こういったメカニズムで帯状疱疹を発症する人の増加が危惧され、特に高齢者に加えて子育て世代の30〜40歳代に帯状疱疹の発症例が増えているのである。小児の減少はワクチン効果だが、成人、高齢者の増加や帯状疱疹の発生は、水痘症例の減少に伴う社会全体のナチュラルブースター効果が減弱してしまうことが原因と考えられる。

ちなみに、米国は１９９５年から水痘・帯状疱疹ウイルスワクチンの定期接種が始まり、日本よりも8年早い２００６年から2回接種になっている。そして、以前に比べて帯状疱疹の発症が増加傾向にあるといわれている。

これはもう間違いないのではないか。つまり、帯状疱疹の患者さんはこの先、増えていくしかないのだ。もちろん、本書の話題である片頭痛例の増加も問題だが、時にその症状によって衰弱が進み、生命をも失いかねない高齢者の帯状疱疹の増加も併せて大問題なのだ。

Q 水痘・帯状疱疹ウイルスが原因と思われる疾患

これまでは、ほとんどのケースが原因不明とされてきた三叉神経痛も、多くの場合、三叉神経節に潜んでいた水痘・帯状疱疹ウイルスの再活性化と、それによる三叉神経の刺激

片頭痛で気失ってたら（午前）3時ってなに？　5時間も寝てたの？　さすがに嘘

重めのＡＤＨＤな上に重度の片頭痛と群発頭痛持ちで　しかも氷河期世代男性だから頭痛達を徹底的に仮病として扱われて来たんだよね。今生きてる方が可笑しいくらいさ

によって発症した神経痛だと考えられはじめている。そして、水痘・帯状疱疹ウイルスの抗体価が高い患者さんに抗ウイルス薬を投与すると、三叉神経痛が和らぐことからも、それは明らかだ。

同じように、いまのところ原因不明とされている後頭神経痛も、そのほとんどが後頭神経節に潜伏感染した水痘・帯状疱疹ウイルスが再び活動を始め、後頭神経へのトリガー刺激となったために発症するのではないかとの指摘もある。実際に、水痘・帯状疱疹ウイルスの抗体価が高い患者さんが抗ウイルス薬を服用すると、（治すわけではないのだが）痛みは一時的に消えてなくなるのだ。

まだまだある。

大半の顔面神経麻痺は、顔面神経管という細い骨のなかを通っている関係で、顔面神経が腫れた際の圧力分散が不十分となって発症するとされてきた。腫れる原因というのは、なんらかの理由で血液循環が悪くなって顔面神経に酸素や栄養が届かなくなるためだ。しかし、それは見てきたようなウソ（？）。本当は三叉神経節で休眠していた水痘・帯状疱疹

ウイルスが目覚め、すぐ近くを通る顔面神経に感染して炎症が起こり、顔面神経が腫れ上がって機能を喪失するためだというのが近年、世界の趨勢になっている。

また、顔面神経に異常が生じて発症する片側顔面けいれんも、動脈硬化によって曲がって蛇行している血管が、顔面神経の付け根の部分（脳幹から出たばかりの部分には神経を守るための〝カバー〟がついてない）を刺激するためだといわれてきた。しかし、これも海外では覆され、大半の片側顔面けいれんは、上述の顔面神経麻痺と同じようにして起こるといわれているのだ。ともに、水痘・帯状疱疹ウイルスの抗体価が高い患者さんに抗ウイルス薬を与えると、症状が大きく改善するからだ。

まだまだある難病と、水痘・帯状疱疹ウイルス感染症

難病（特定疾患）に指定されている突発性難聴は、内耳の蝸牛《かぎゅう》神経が炎症を起こすために

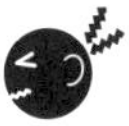

片頭痛マスターと言ってもいいくらい年中いつでも突然発症するから困る。吐きそう

発症するとされてきた。炎症の原因は、なんらかの理由で血液循環が悪くなって蝸牛神経に酸素や栄養が届かなくなることだ。そこで、それを前提とした薬物療法や高気圧酸素療法（血液内の酸素濃度を上げる）も行われたのだが、効果はそれほど上がらなかった。あるいは、治癒したとしても後遺症が残るケースが多々発生している（だから難病指定）。そして、蝸牛神経の炎症が大きく広がって内耳の前庭神経にまで達した場合には、激しい回転性のめまいやふらつきに突然見舞われる前庭神経炎に至ってしまう。

突発性難聴も前庭神経炎も、以前からウイルスの関与が指摘されていた。どこかの神経節に潜伏感染していた水痘・帯状疱疹ウイルスが再び活動を始め、蝸牛神経に感染して炎症を生じさせたとしても不思議はない。

Q メニエール病も水痘・帯状疱疹ウイルスが原因？

さらに、同じく難病指定のメニエール病は、回転性のめまいとともに、片方の耳だけに耳鳴りや難聴などの症状が出る。発症する原因は三半規管や蝸牛を満たしているリンパ液が増えすぎて、内耳全体が水ぶくれのようになる内リンパ水腫が引き金ともいわれるが、リンパ液が増えてしまう理由はわかっていない。

ただ、三叉神経、後頭神経、顔面神経、内耳神経、前庭神経のケースで水痘・帯状疱疹ウイルスの関与が濃厚なので、メニエール病も同じである可能性は高い。

ほかにも、脳神経の視神経（視覚を司る）が炎症を起こす視神経炎も、水痘・帯状疱疹ウイルスが関わっていると推測されている。

ここまで来ると、片頭痛に「水痘・帯状疱疹ウイルスは無関係」という判断をくだすほうが却って難しい。

ダメ押しをするならば、「一生に1回」といわれる帯状疱疹の発症だが、その後に何回も帯状疱疹の痛みが出る人が、実は10％ほどいるのだ。これは「再発」ではなく「後遺症」とされ、「帯状疱疹後神経痛」という病名がついている。だが、そうだろうか。本当に後遺

片頭痛治ったー。1回始まると2日は続くからしんどかったのよね

症なのだろうか。潜伏感染している水痘・帯状疱疹ウイルスが、みたび覚醒したと考えるほうが理に適《かな》っていると思う。

水痘・帯状疱疹ウイルスの抗ウイルス薬

帯状疱疹の治療で使われる抗ウイルス薬は、ウイルスの増殖を抑えて炎症や痛みを一時的に改善する。ただ、ウイルスを全滅させる薬ではない。この薬でも、一度感染したウイルスを、体から除去することはできないのだ。

ちなみに、帯状疱疹で処方される抗ウイルス薬には、飲み薬や塗り薬、点滴などがあり、一般的には飲み薬を用い、重症化した際には入院して1週間程度の点滴治療となる。

古くから使われているのはビダラビン（商品名アラセナS）で、その地位を引き継いだのはアシクロビル（商品名ゾビラックス、ヘルペシア、アクチビアほか）だ。ただ、アシクロビルは1日に5回服用する必要があり（朝、昼、夕食後と、3時のおやつ時、寝る前）、手間がかかりすぎるという点で、いまや２０００年10月発売の塩酸バラシクロビル（商品名バルトレックス）が主流になっている。こちらは1日3回の服用でよく、消化管から吸収されるとアシクロビルに変換される。

アシクロビルは、水痘・帯状疱疹ウイルスに感染しているヒト細胞内でウイルス性のチミジンキナーゼ（ＤＮＡ合成に関与する酵素）によってリン酸化されて活性化アシクロビル三リン酸となる。そして、ＤＮＡ複製において中心的な働きをする酵素であるＤＮＡポリメラーゼを阻害するとともに、ウイルスＤＮＡの形成を阻害する。

塩酸バラシクロビルと同じように1日3回の服用でよい薬としてはファムシクロビルがあるが、２０１７年に1日1回でよいアメナメビルが発売されている。

水痘・帯状疱疹ウイルスの増殖を抑えるこれら抗ウイルス薬は、再活性化をとどめるためだけに、少なくとも2〜3カ月、人によって6カ月は飲みつづける必要がある。そして、いったん治ったとしても、水痘・帯状疱疹ウイルスは宿主の免疫が落ちたときなどに活動

片頭痛の人って夏は血管拡張しやすいから注意！　台風も重なり最悪。今イブとゴレイサン飲んでみました

くそ〜……片頭痛のせいでせっかくの休みが6時間消え失せてしまいました……勿体ない〜！

を再開するから、そのときはまた服用を再開することになる。

とにかく水痘・帯状疱疹ウイルスのお世話は大変だ。

第5章

片頭痛治療新説

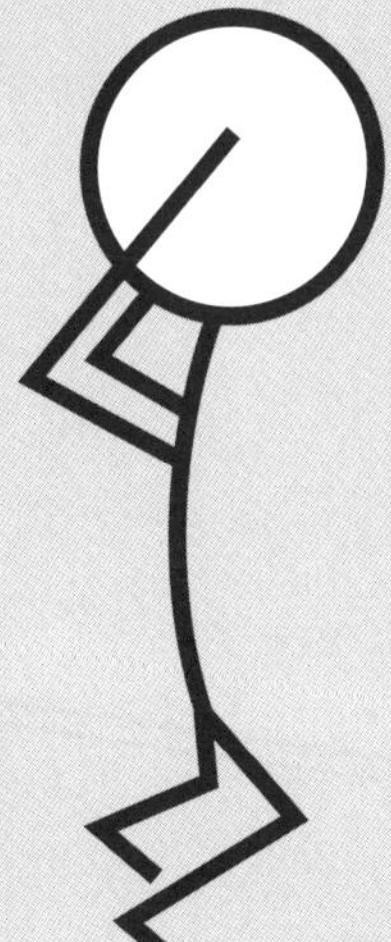

片頭痛の水痘・帯状疱疹ウイルスは代替わりを繰り返す

私が本書で提唱する片頭痛の治療方針は、あらゆる既成事実や常識に対して「なぜだろう」と疑問を抱いたことから生まれたものだ。「それって、おかしくないか」と考えはじめると、いろいろな「?」が浮かんでくる。

前述したように、水痘・帯状疱疹ウイルスは神経根に潜んでいる。ただし、その詳しいしくみはわかっていない。いまだ解明されていないのだ。しかし、こういうふうにいわれている――小学校低学年のときに水痘・帯状疱疹ウイルスに感染し、水ぼうそうを発症して治ったというが、それは大きな間違いだ。ウイルスは未だに体から消滅せずに神経根に潜伏感染し、何十年も経ったあと、自身の免疫力が落ちたときなどに帯状疱疹として出てくる――と。見てきたかのように……。

水痘・帯状疱疹ウイルスは、そんな何十年にもわたってヒトの体のなかに無事に潜みつづけられるものなのだろうか、優秀な免疫細胞たちから逃れて。

ウイルス粒子として、外側にタンパク質の膜であるエンベロープを纏《まと》っているのであれば、ある程度の新陳代謝も必要だ。常に（あるいは時折）遺伝子を発現させて、タンパク質を作りださなければ維持できない。そうしないと、時間の経過とともにエンベロープ膜は壊れていき、テグメントも壊れ、細胞核内にあるＤＮＡだけになる。つまり、ＡＴＣＧという〝遺伝暗号〟だけになってしまうのだ。デオキシリボ核酸だけではなにもできない。水痘・帯状疱疹ウイルスは活動停止、ジ・エンドである。

だから、ときどき活性化してウイルスを代替わりして、長く居すわっているのだ。そう考えると、その対策なしに片頭痛はなくならない。

頭痛がじみーにあれなんだけど首の付け根から肩も痛くて片頭痛発作くるんじゃないかと怖い……

〝潜伏先〟はLTR型レトロトランスポゾン

そうした問題をすべて解決する潜伏方法があったのだ。それが、活発化したウイルス粒子としてではなく、活性の低下したウイルスＤＮＡとして潜む方法だ。

ただし、水痘・帯状疱疹ウイルスのままで潜んでいるのではない。実は水痘・帯状疱疹ウイルスの遺伝子コード、つまりウイルスＤＮＡのＡＴＧＣという遺伝子コードになって、ヒトゲノムＤＮＡのなかに組み込まれているのだ。そして、そのタンパク質の設計図をいつでも始動できる状態にしている。

そして、その隠し場所はどこか。それが、過去において、ヒトゲノム配列のなかに埋め込まれていたＤＮＡの内在性配列であったのだ。

ヒトＤＮＡの内訳

ＤＮＡ、遺伝子、ゲノムとの違いを明解にしておこう。

ＤＮＡ……化学物質・デオキシリボ核酸の略称
遺伝子……ＤＮＡのなかでも、タンパク質を作る設計図を持った遺伝情報領域
ゲノム……その生物に備わっている全ＤＮＡ情報

23対・46本の染色体となっているＤＮＡを１本につなげると、およそ２ｍにもなる。しかし、その２００㎝のＤＮＡすべてが遺伝子というわけではない。ヒトの体で必要なタンパク質を作ることができる遺伝子（およそ２万個）は全体のわずか1.5％＝３㎝に過ぎないのだ。では、あとの１９７㎝分はなにか。

あまりの暑さに片頭痛にみまわれる!!

それを表したのが、以下の表である。図版も再掲する。

・イントロン	52㎝（26％）	
●非LTR型レトロトランスポゾン	40㎝（20％）	長鎖散在反復配列
●非LTR型レトロトランスポゾン	26㎝（13％）	短鎖散在反復配列
・未凝集の特定配列	24㎝（12％）	
・未凝集のヘテロクロマチン	16㎝（8％）	
●LTR型レトロトランスポゾン	16㎝（8％）	内在性レトロウイルスを含む
・重複配列	10㎝（5％）	
●DNAトランスポゾン	6㎝（3％）	
・リピート配列	6㎝（3％）	
・タンパク質コード遺伝子	3㎝（1.5％）	

内在性ウイルス配列・レトロトランスポゾン

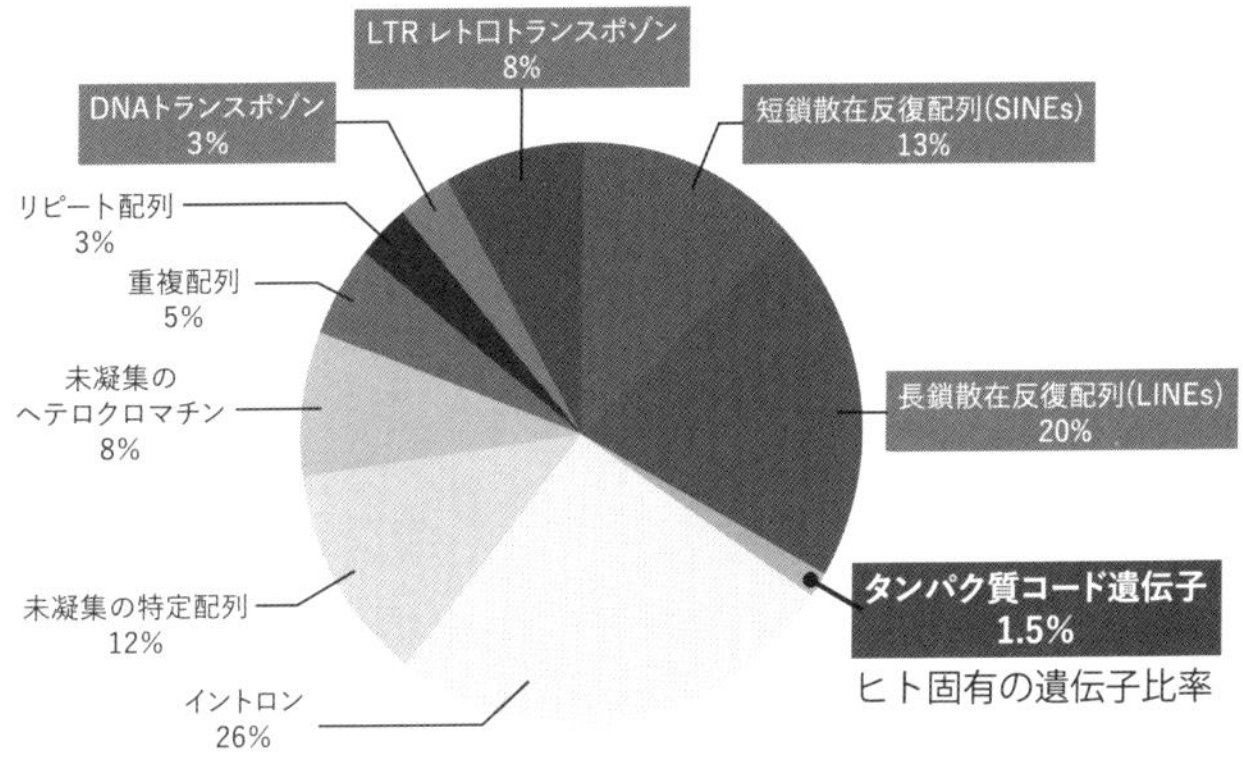

つまり、●印の項目合計、88センチ＝44％が（レトロ）トランスポゾンなのだ。いくつか見慣れない名称が出てきたので、わかりやすく解説しながら核心に迫っていこう。

26％と一番多くを占めるイントロンとは、DNAからRNAに転写される際にはコピーされるが、RNAがタンパク質に翻訳するときに取り除かれる介在配列（スペーサー配列）だ。この部分がタンパク質（アミノ酸）を合成することはない。

実は、一つの遺伝子もこれらのイントロンによって複数に分割されてヒトゲノムにしまい込まれている。一つの遺伝子は10以上のイ

梅雨明けて頭痛が酷い。目の痛いのはきっとブルーライトのせいねとググってみると季節の急激な変化により自律神経が乱れて、片頭痛と緊張型頭痛の両方が来たかもですよ！

緊張型頭痛と片頭痛持ってるけど両方痛いから見分けつかなくて偶にやらかす。緊張型頭痛だと思ったんだよぉ。なんで緊張型頭痛用の血行良くする薬飲んじゃったかなぁ。鎮痛剤も効かないじゃん

ントロンを挟んでいるのが通例だ。結果として遺伝子自身のサイズの長さは、本来必要なDNA配列の100倍ものDNAを〝占有〟することもある。

すべて合わせると44%に達するトランスポゾン

ヒトゲノムDNAのうち、タンパク質を作りだす設計図を持たない反復配列のほとんどすべては〝転移因子〟に由来する。この転位因子は〝トランスポゾン（transposon）〟とも呼ばれ、ゲノムのなかの異なる領域にも移動（つまり転移）できる〝可動性のDNA配列〟だ。

ゲノムDNAのおよそ44%がこのグループに属すると考えられていて、次のA、B、二つのグループに分類される。

A）レトロトランスポゾン（retrotransposon）：トランスポゾンの大部分は自身（＝

ＤＮＡ）が転写されてＲＮＡになり、次に逆転写酵素によりＤＮＡに戻って染色体の別の場所にも転移（移動）することができるレトロトランスポゾンだ。こうしたＤＮＡの移動の仕方はコピー＆ペーストであり、元の場所にＤＮＡを残しながら、コピーしたＤＮＡを別の場所に差し込む。したがって、歳をとるとレトロトランスポゾン由来のＤＮＡは細胞核内でコピーを繰り返してどんどん増えていく。

哺乳類の染色体の３分の１はとにかく、そうした〝残骸〟の集まりなのだ。

その種類には次の３つがある。

・長鎖散在反復配列：ＬＩＮＥ（long interspersed nuclear element）は、タンパク質をコードする遺伝子に似た配列。偽遺伝子と呼ばれる。

・短鎖散在反復配列：ＳＩＮＥ（short interspersed nuclear element ）は、ＬＩＮＥと比較して短い配列。

・長い末端反復配列ＬＴＲ（long terminal repeat）とはレトロウイルスに特徴的な、

片頭痛で吐き気もありあまり量も食べてないのに体重減りません……やはり代謝が悪くなってるからですかね……

2連ちゃんの今日の片頭痛は嘔吐付。でも、不思議と復活するのが片頭痛。後遺症は少しあるけど、なんとか仕事は出来るから良いのです。

染色体の両端に位置する繰り返し配列のこと。感染細胞のＤＮＡに挿入されると転写活性が高まり、ウイルス遺伝子の発現が促進される。非ＬＴＲ型は、それがない。

Ｂ）ＤＮＡトランスポゾン（DNA transposon）：ゲノム配列に含まれている遺伝子ＤＮＡ配列を切りだし、その配列をコピーすることなく直接別の場所に移動し、再挿入するもので、こちらは、カット&ペーストの能力を持つ。

そして、私が水痘・帯状疱疹ウイルスのもう一つの潜伏先と目するのが、内在性ウイルス配列のなかの、ＬＴＲ型レトロトランスポゾンなのだ。

レトロトランスポゾンの多くは、レトロウイルスと非常に似た構造を持ち、これらのほとんどが実際にウイルス由来なのだ（注：レトロウイルス由来とはいっていない）。もっと簡単にいうと、ヒトＤＮＡのほとんどが太古の昔に感染したウイルスの遺伝子によって占められていたのだ。

内在性レトロウイルスと、水痘・帯状疱疹ウイルスの関係

内在性レトロウイルスとは、レトロウイルスが生殖細胞に感染し、宿主がそのウイルスＤＮＡを精子か卵子に組み込んだまま生殖を行って次世代が生まれた際に内在しているレトロウイルスのこと。〝ウイルスの化石〟といえる。

内在性レトロウイルスのＤＮＡにも、ウイルス粒子の形成に必要なエンベロープ遺伝子の痕跡は見られる、何世代も経っているのに。

先ほど〝残骸〟と書いたように、ヒトの染色体の多くを占めるレトロトランスポゾンと内在性レトロウイルスは、これまでは機能を持たない〝ジャンクＤＮＡ〟と考えられてきた。そもそもウイルス由来なのだから、ヒトＤＮＡの44%をも占める部分がＲＮＡに転写されて翻訳まで進んだら大変。ジャンクであってほしい。

だが、レトロトランスポゾンの断片が活性化し、そこから転写されるＲＮＡの働きがい

今日は緊張型頭痛ではなかったらしい。緊張型頭痛の薬飲んだけど治らなくて血行良くなってるから鎮痛剤も効かねぇ。片頭痛だったよ

さて今日は朝から片頭痛が収まらず、昼に頭痛薬を飲んでもだるさが残ったため、何度も仮眠を繰り返してました。なので今日はこれで寝ます

ま明らかになりつつある。個体発生から疾患発症まで、さまざまな生命現象に関与していることがわかってきているのだ。つまり、ヒトゲノムへの侵入者であるレトロトランスポゾンと内在性（レトロ）ウイルスは、感染症をはじめとする各種疾患の発生源の可能性が高いのである。

このような理由もあって、レトロトランスポゾンが水痘・帯状疱疹ウイルスを生みだし、片頭痛の片棒を担いでいる、そう私はにらんでいる。実際に、レトロウイルスの起源は、このレトロトランスポゾンである可能性が示唆されているからだ。

Q 帯状疱疹は、ヒトゲノムにあらかじめ組み込まれたウイルスDNAのせい

少し難解な内容だったので、もう一度まとめてみよう。

水痘・帯状疱疹ウイルスは、神経根に休眠状態として潜むだけではなく、すでにその一部

はあらかじめ太古の昔に、ヒトゲノムのなかで、ジャンクＤＮＡとされていたＬＴＲ型レトロトランスポゾン領域に〝遺伝暗号〟として内在されていたものがあるのではないか？というのが、私の一つの仮説だ。

一連の流れはこうだ。

ヒトに感染した水痘・帯状疱疹ウイルスは、ワクチンや抗ウイルス剤で弱体化できる。しかし、それとは前後して、一部の水痘・帯状疱疹ウイルスはヒトゲノムＤＮＡ配列のなかに昔から組み込まれていたのではないか。あるいは、自身に感染した水痘・帯状疱疹ウイルスが細胞に侵入し、そこからウイルスＤＮＡが核内まで入り込んで増殖を始めるときに、ヒトＤＮＡのＬＴＲ型レトロトランスポゾン領域に入り込んだ可能性もないとはいえない。だから、水ぼうそうを発症した小学生の水痘・帯状疱疹ウイルスは、二つの属性が考えられる。

①親から遺伝したという形によって受け継いだウイルスＤＮＡ（ＬＴＲ型レトロトラン

つよい日差しがマジまぶしくて片頭痛がみるみる誘発されるのでサングラスを装備することになると、なんとどうでしょう、マスク＋サングラスでとても怪しい人物に……

エムガルティ2回目。25日目。このところ、夜中に頭痛を感じる。そして、朝、頭痛が残っている。でも、薬を飲むほどではない。ギリギリで留まってくれている。「生理前だから！？」「きっと大丈夫！！」と自分に言い聞かせ、片頭痛の発作が起きないように無理のないように過ごした週末でした

スポゾン）が発現して、誕生した水痘・帯状疱疹ウイルス粒子

②外部から初めて侵入したウイルス粒子

①の場合、子どもの水ぼうそうは、親から受け継いだ遺伝暗号のなかにあったウイルスＤＮＡの断片が、なにかの拍子にメッセンジャーＲＮＡにコピーされてリボゾームに運ばれ、タンパク質の合成を経て水痘・帯状疱疹ウイルスの粒子ができたという新しい考え方だ。

②は常識的な既成概念であり、生まれてから初感染したものだ。

さて、水痘・帯状疱疹ウイルスの遺伝子ＤＮＡが、ＬＴＲ型レトロトランスポゾンに入り込んで休眠しているときは、アデニン（Ａ）、グアニン（Ｇ）、シトシン（Ｃ）、チミン（Ｔ）という単なる暗号にすぎない。

その暗号がタイミング悪くｍＲＮＡに読み取られて翻訳され、細胞内のリボゾームによってタンパク質の合成が始まったなら、ウイルス粒子として突然に水痘・帯状疱疹ウイルス

が合成される。宿主細胞のなかからポンと出てきた日には、ヒトは「異物を発見」とびっくりして抗体を作ることだろう。

気をつけたいのは、ヒトは初感染のときも抗体を作るし、こうして休眠していたウイルスDNAがウイルスとして現れたときにも抗体を作るであろうこと。つまり、親御さんが「うちの子、水ぼうそうにかかったかな？」と思って子どもの抗体価を検査してもらい、数値が上がっていたから「水ぼうそうの初感染ですね」というのがすべてではない、という可能性にも思いを巡らすことが重要だ。

だが、①か②か、それはだれも調べてくれない。検査してわかったからといって、なんの役にも立たないからだ。

私のこういった仮説は突拍子もない空論だろうか。思うに、こうした一連の流れは、遺伝学やDNA分子生物学の研究者らも、一度くらいは空想したことがある仮説ではないだろうか。立証がまだ難しいから、だれも論文を書かず、まちがっても構わないようにあくまで「空想」だ。

今日また片頭痛でスマトリプタン飲んでしまった……めちゃめちゃよく効いてすぐ頭痛なくなったありがたい

個人的な酷いと思う片頭痛原因は「ストレスから解放された時」。リラックスして血管が拡がるときに痛むとか、クソですわ

現実は、ヒトの全ＤＮＡから水痘・帯状疱疹ウイルスの遺伝子コードを探せば見つかるはずなのだが、ウイルス全体の配列がこれもイントロンによって細かく分散してしまっていると、その証明も難しい。だから、そのＡＴＣＧの配列を見つけたとしても、やろうとしない。結局、よくわからないまま時間が過ぎる。つまり、これも研究者の、わくわくした空想の時間なのだ。

いっぽう、臨床系の先生たちは水ぼうそう（水痘）や帯状疱疹を見ると、「生まれてから罹ったウイルスで、水ぼうそうのあとは神経根に潜んで免疫が弱ったときにウイルスの力が優勢になって出てくる」という発想・考え方になり、「潜む」という表現を当たり前に使う。

そして、この「潜伏感染」を前提にしているため、特段大きな進展もない。潜伏感染と呼んでいる現象を、「ヒトＤＮＡのなかにも棲んでいた」という可能性として捉え直した瞬間、片頭痛治療の新たな道が切り開けるかもしれないのだ。

そこで、そのヒトＤＮＡ自体を大人しく（遺伝子を沈黙：サイレンシング）させること

ができれば、もしかしたら、あらかじめ組み込まれていたかもしれない水痘・帯状疱疹ウイルスも黙るのではないか。

そして、初感染した場合、あるいは昔からDNAに潜んでいた場合のいずれにも対応が可能なのが、〝脱アセチル化〟を根本に据えたエピゲノム治療なのだ。

片頭痛に対する「エピゲノム治療」

もちろん、先人たちがこれまでやってきた片頭痛治療、歩んできた道の一つひとつに対して尊敬の念を抱いている。特に、これまでの片頭痛治療の流れは、理詰めでとても理解がしやすい。

もちろん、多忙を極める医師たちの現状もよく推察できる。

各分野の臨床医同士のつながり、臨床医と研究医の結びつき、これら相互のコラボレー

片頭痛で検索すると新薬試した方いるなぁ……高価なんだよな……でも背に腹は代えられないし東京行った際に注射して貰おうかなもう耐えられないよ

若い頃から片頭痛と闘ってきたけど最近頭痛パターンが一つ解明した。プレッシャーのかかる仕事の後はほぼ寝込んでる。てことで頭痛薬飲んで寝ます

ションに今後さらなる緊密化ができたなら、面白い展開が待っているのかもしれない。そうした点で、さまざまな垣根を（おそらく、やんわりと）突破した清水俊彦医師の発表は、なにか大きな真実を突いているような気がしてならなかった。

　少なくとも現在、潜伏感染している水痘・帯状疱疹ウイルスは、消沈させることはできても、消滅させるに至ってはいない。一度感染してしまうと、現在の抗ウイルス剤では除去できないからだ。

　しかし、もう一つの助けはヘルペスウイルスのなかで唯一、水痘・帯状疱疹ウイルスに対するワクチンがあることだった。少なくとも、このワクチンによって水痘・帯状疱疹ウイルスをいまよりも消沈させることが可能であるからだ。

　清水俊彦医師が、「その結果だろう、片頭痛も群発頭痛もおさまるのは」と解き明かしたことは、大いに賛成できる。

　しかし、好奇心の強い私は、もう少し先を見てみたい。

　そこで、本書が提唱するのはズバリ、エピジェネティクス分野での治療なのだ。

セントラル・ドグマ（従来の概念）

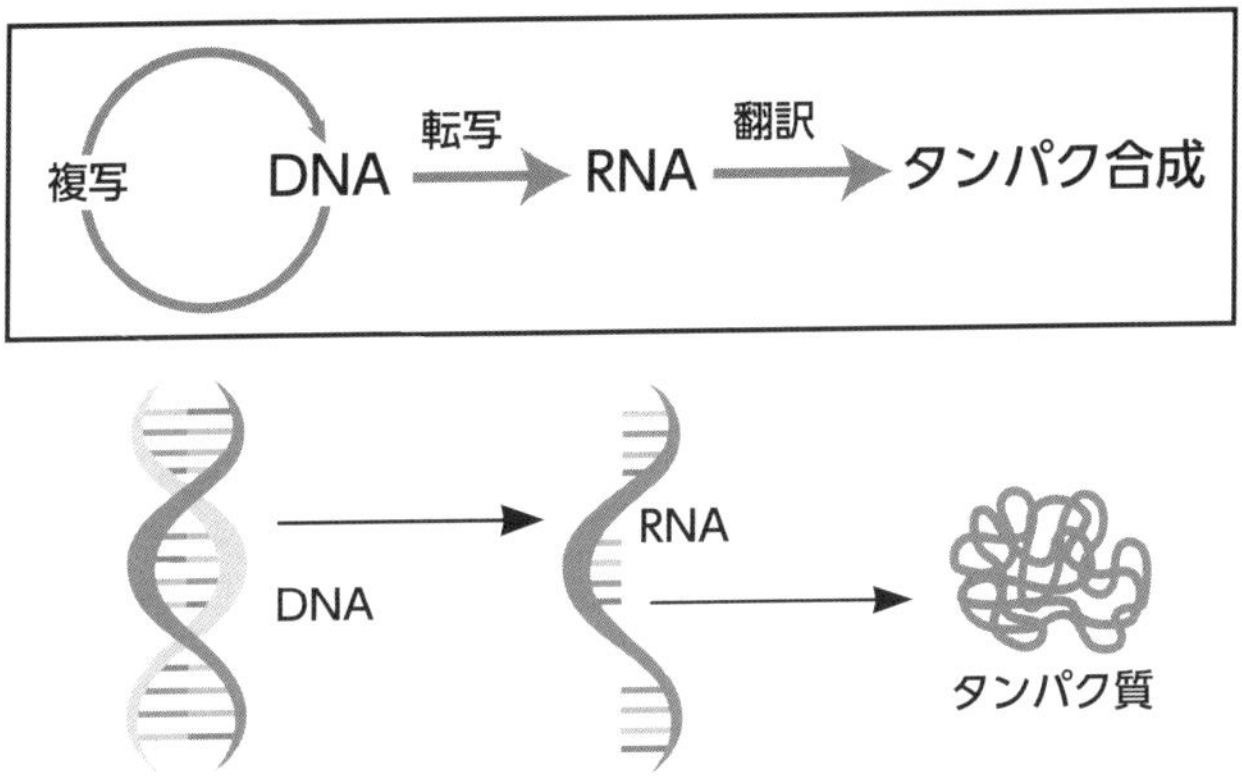

エピジェネティクスとは、遺伝子のＤＮＡ配列によらない、新たな遺伝子発現のコントロールという概念だ。

ＤＮＡ配列どおりにタンパク質を合成するのではなく、「するかしないか、決定するのは私」という〝オレ様〟にあたるのが、エピジェネティクスの根幹をなす〝エピゲノム〟なのだ。いわば後天的に遺伝子の発現をコントロールするしくみである。

この概念は、ゲノム解析が進んだ２０００年以降、あらゆる分野で盛んに研究が行われるようになった（もともとは１９４２年に初めて提唱された）。そして、エピゲノムのしく

今日もぼんやりしてましたが、爆弾は来ずに乗り切れました。ゾーミッグは片頭痛専用のお薬です！ 病院で出してもらってます

みとは、ＤＮＡにメチル基をつけたり、外したり。あるいは、ＤＮＡを束ねるヒストンタンパクにアセチル基をつけたり、外したりして、遺伝子のオン・オフをコントロールする。

それまで、生命分野での根源的な考え方は、セントラルドグマ（中心的教義）であった。すなわち、ＤＮＡの二重らせん構造を発見したフランシス・クリックによって１９５８年に提唱された概念で、生物の遺伝情報はすべてゲノムＤＮＡからＲＮＡへの転写、そして翻訳を経て、リボゾームという細胞小器官でタンパク質を作りだすことだった。

しかし、時代は変わりつつある。いや、変わったのだ。

一つには、レトロウイルスが「逆転写酵素」によって、ＲＮＡ→ＤＮＡという逆方向の転写を制御しうること。そして、その最終段階であるタンパク質で作られたヒストンにアセチル基がつくと、そのヒストンに巻きついているＤＮＡ遺伝子の発現状況が変化することがわかったからである。そうしたＤＮＡ遺伝情報の発現は従来のゲノムとは違い、後天的に付け足された「エピゲノム」と呼ばれる。

つまり、水痘・帯状疱疹ウイルスのＤＮＡが細胞核の内部で活性化されるにあたり、そのＤＮＡ配列にエピゲノム的な調整（遺伝子修飾）を施したなら、片頭痛は起きないことになる。

これは、エピジェネティクスの概念が未だ脚光を浴びていない２０００年以前であったなら、なかなか思いつかなかった治療法だ。今後、こうしたエピゲノム治療が活用されはじめても、日進月歩で更なる進歩が加わることだろう。

もっとも、私もそこまでの基礎的・実験的検討はしていないから、従来の先生方の考え方ももちろん否定はできない。

それでもいわせてもらえるならば、大きな声で「片頭痛はヒストンで治る」と訴えたい。

ヒストンからアセチル基を外せ

ヒストンとは、細胞核内でＤＮＡ配列と一緒に連なったタンパク質だ。その物理的な役

そもそも片頭痛の原因に寝過ぎ寝不足ポリフェノールアルコール低気圧肩こり眼精疲労とかもう結局なんなのってなる。マクサルト飲んだわ

エムガルティ2。4日目。夜中飲酒の影響で片頭痛かも?と思ったけど朝起きたらなんともなかった。昼間も頭痛なし。お酒飲んでも片頭痛にならないの嬉しすぎる。様子見でこれからもどのくらいまで飲めるか試したい

割は、つなげると2mに及ぶヒトDNAをきちんと折り畳み、直径10ミクロン＝0・01㎜という極めて狭い細胞核内に収納することにある。

ヒストンをたとえるなら、髪の毛を巻くカーラーのようなもの。そして、髪の毛にあたるDNAは、ヒストンに対して左巻きに1・67周巻きつくと（この構造がDNA収納時の基本単位であるヌクレオソームという）、次のカーラーに移り、そこでまた新たなヒストンに1・67周巻きつく。こうして数珠のように連なったヒストンの集まりは、さらに凝集してクロマチンという構造をつくり、最終的に23対・46本の染色体を形成する。

DNAがヒストンに巻きつく力、巻きつけられる力は、双方の電荷の差によって変化する。ヒストンはプラスの電荷を帯びていて、DNA配列はマイナスの電荷を帯びているので、常に互いが引かれ合う。

さて、このヒストン。アセチル化などさまざまな後天的な修飾（変化）を受けることで知られる。アセチル化とは水素原子を〝アセチル基〟に置き換えること。アセチル化という修飾を受けたヒストンは、DNAの連なりとともにクロマチン構造を変化させる。

たとえば、アセチル基がつけられてアセチル化したヒストンは、正の電荷が減少し、ＤＮＡを引きつける力が弱くなる。すると、ヒストンに巻きついたＤＮＡはベロ～ンとほどけ、そうしたＤＮＡが連なったヌクレオソーム構造が緩むのだ。

すると、大きな変化が生じる。メッセンジャーＲＮＡ（ｍＲＮＡ）がやってきて、露出した部分のＤＮＡに記された遺伝子情報を読み込み、勝手に複製（コピー）を作ってしまうのだ。つまり、意図せず、無秩序に遺伝子のコピーが作りだされてしまう。

もし、アセチル化したＤＮＡ部分に水痘・帯状疱疹ウイルスの遺伝子が露出していたらどうなるのか。おそらく、ｍＲＮＡはその遺伝子コードを複製・転写し、リボゾームに移動して水痘・帯状疱疹ウイルスの合成に必要なタンパク質を生みだしてしまうだろう。いよいよ、ウイルス粒子の製造開始だ。

逆をいえば、ヒストンのアセチル化を防ぐと、ＤＮＡも強く巻きついたままになり、ウイルスの遺伝子部分を曝《さら》けだすこともなくなる。つまり、ヒストンにアセチル基がつかないように、たとえついたとしてもそのアセチル基を取り除ければ、水痘・帯状疱疹ウイル

私は頭痛持ちですが、大体決まって片頭痛の時は右側、水分不足気味っぽきときは左側が痛む。今左が痛いので水分取ってる。左右でなんか違いとかあるんすかね

土日天気良さそうで、県内の軽井沢あたりに涼みに行こうと準備したのに、両方とも片頭痛来て行けなかった。洗濯できたからよしとするか

スのＤＮＡは転写・翻訳されることもなく、新たなウイルス粒子が作られることはない。

これは見てきたようなウソでもない。たとえばがん細胞では、がん抑制遺伝子の発現を阻止しようと、その部分のヒストンにはアセチル基が外されていて、つまり「脱アセチル化」されていることも判明している。

水痘・帯状疱疹ウイルスのＤＮＡを目覚めさせないようにするには、そのウイルス遺伝子に該当する部分のヒストンからアセチル基を外すのが急務なのだ。

ヒストン脱アセチル化酵素を発動させよ！

そもそもアセチル基がなにかといえば、糖や脂肪酸から作られるアセチルＣｏＡ（コ・エー）という物質に由来する。栄養素によって細胞内で作られる代謝物で、食事によって得た栄養素が元となる。つまり、日頃の食生活を反映したものでもあり、偏った栄養バラ

ンスが長年続いた結果の産物ともいえなくない。

そんなアセチル基を、それも細胞核内にあるミクロのヒストンタンパクから外すなどという神業を、一体だれがやってのけるというのだろう。

実は、このアセチル基を外す、つまり「脱アセチル化」という〝仕事〟は、いまやとても簡単に実現が可能だ。なぜなら、これまでヒトの長寿遺伝子として知られたサーチュイン遺伝子の作りだすタンパク質（酵素）が担当していたからだ。そして、その酵素の名も遺伝子の名称からとった「サーチュイン酵素」である。

このサーチュイン酵素は、たちどころにヒストンからアセチル基を除き、ヒストンは正の電荷を取り戻してＤＮＡをキュッと巻きつける。すると、不用意なＤＮＡの露出も巻きの内部にしまい込まれ、その結果、遺伝子はｍＲＮＡに読み取られる心配がなくなる。

ｍＲＮＡにＤＮＡが読み込まれなければ、転写も翻訳も始まらないから、ウイルスによって細胞核内に注入された水痘・帯状疱疹ウイルスのＤＮＡも目覚めない。つまり、水痘・帯状疱疹ウイルスの遺伝暗号は、発現できなくなるのだ。すると、片頭痛の発作も起こら

それに付随して首・肩こりもホントにひどくなるから改善してぇ〜。凝りの酷さ＋片頭痛＝嘔吐しまくりってバステにかかってしまうんじゃ

元々片頭痛やら生理痛が酷くてたまに休むと良く思わないみたいです……。「怪我人や病人も多くて先生がいないから大変だった」「平日に休まれると困るから土日の過ごし方をもっと考えたら?」「給料もらってるんだから責任持って仕事して」って言われまくりました……

ない！

あるいは、ＬＴＲ型レトロトランスポゾン領域に水痘・帯状疱疹ウイルスが組み込まれていたとしても、そのウイルスの遺伝暗号も同様に発現しないはずだ。

しかし、脱アセチルにはＮＡＤが必要だ！

ヒトの長寿遺伝子であるサーチュイン（ＳＩＲＴＵＩＮ）は、サーチュイン酵素を生みだし、ヒストンタンパク質からアセチル基を取り除く作業を行う。米国マサチューセッツ工科大学（ＭＩＴ）のレナード・ガレンティ教授とともに日本人である今井眞一郎ワシントン大学教授が２０００年にその現象を解明した。

ヒトの寿命を司るサーチュイン遺伝子は、ＳＩＲＴ１（サート・ワン）からＳＩＲＴ７（サート・セブン）まで7種類ある。そのなかのＳＩＲＴ１遺伝子によって合成されるタンパク質は、遺伝情報エラーを修復する酵素であり、ヒストンからアセチル基を取り除く働きがあると判明した。

つまり、これが〝ヒストン脱アセチル化〟作用だ。

さらに、そのヒストン脱アセチル化酵素であるＳｉｒｔ１（酵素のときは小文字表記する）は、作業の際に、化学物質ＮＡＤ（ニコチナマイド・アデニン・ダイニュークレオタイド：nicotinamide adenine dinucleotide）という物質が不可欠な「ＮＡＤ依存性ヒストン脱アセチル化酵素」であることを、２０１１年に今井氏は明らかにした。そう、ＮＡＤを増やせば、容易に脱アセチル化ができるのだ。

NADとはなにか？

ヒトの活動は、体に取り入れたブドウ糖からいくつかの過程を経てＡＴＰというエネルギー物質を産生することが大前提だ。この代謝メカニズムには2種類ある。

一つは、細胞のなかの細胞質というエリアで行われる「解糖」というしくみ。もう一つは、解糖でできた少量のＡＴＰとピルビン酸という二つの物質を使い、同じく細胞質内に備わっているミトコンドリアの内部で大量のＡＴＰを産生する「酸化的リン酸化（オクスフォス：ＯＸＰＨＯＳ）」というしくみだ。

もちろん、このエネルギー産生システムで最も重要なのが、後者、ミトコンドリア内部の酸化―還元プラント「電子伝達系」と、最終のエネルギー産生プラント「ＡＴＰ合成酵素」が協調して大量のＡＴＰを生みだすというものだ。そのときに、ＮＡＤという物質が、それらの反応を円滑にし、途中の酸化―還元反応をより活発化させるために不可欠なのだ。

ＮＡＤが、酸化―還元反応の補酵素としてエネルギー代謝に関わる姿を、もう少し紹介しよう。

私たちが摂った食物は、糖質か脂質、あるいはタンパク質に変わる。ＮＡＤが関与するのは糖質と脂質の代謝部分だ。

解糖とクエン酸回路

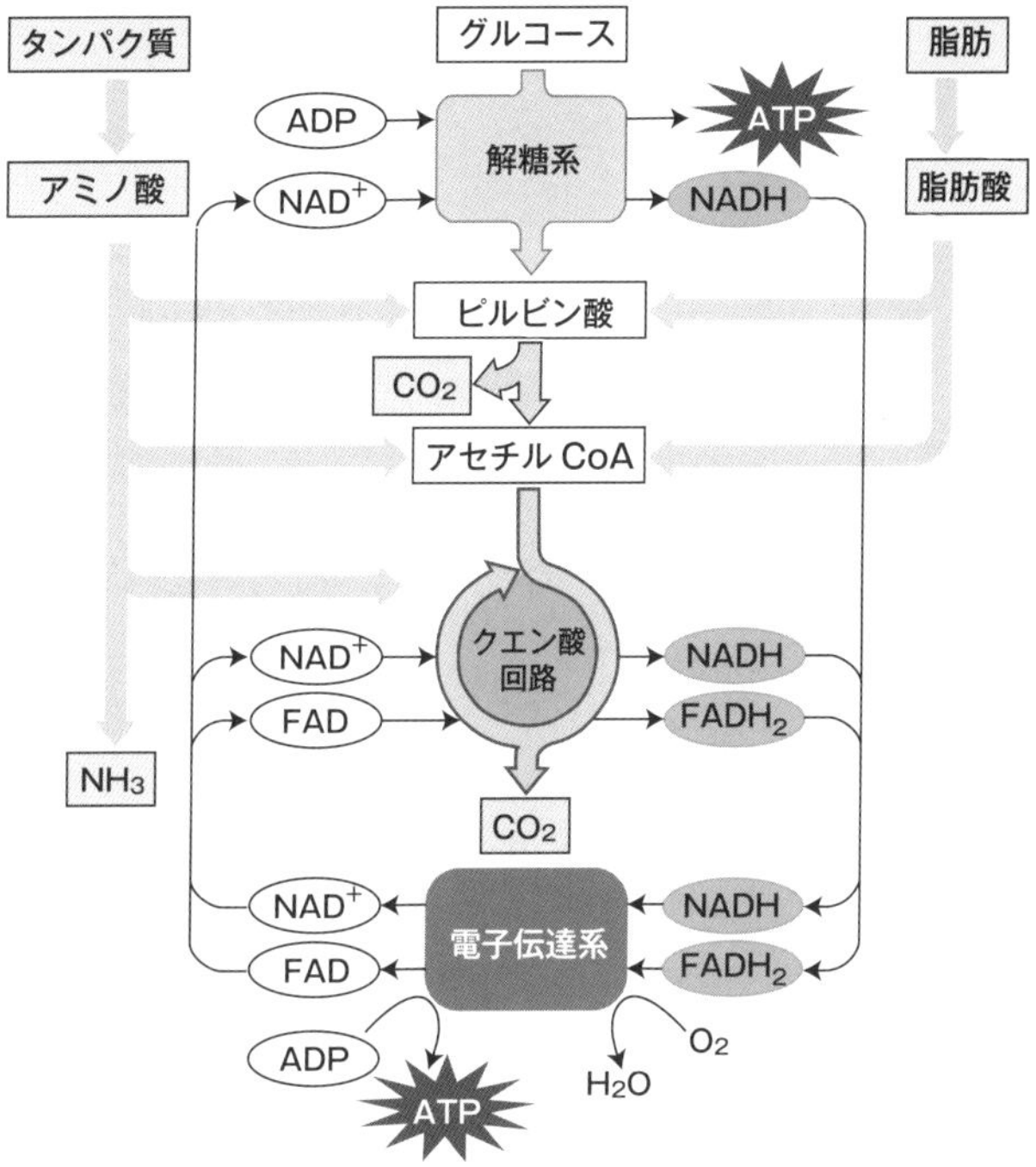

あらゆる生物は生存のために日々の栄養摂取が必要だ。食物から得られたブドウ糖は、解糖というしくみによりピルビン酸に分解され、同時に少量のATPが産生される。

次に、得られた少量のATPとピルピン酸はミトコンドリア内部のクエン酸回路に入り、炭素は二酸化炭素に、水素と電子はNAD^+を奪われて完全に分解される。

そのとき、呼吸酵素複合体を通過した電子によってプロトンが膜間腔に汲みだされ、そのプロトンをATP合成酵素が利用することで最終的に大量のATP合成される。

私たちが食物から得た栄養素（ブドウ糖：グルコース）は細胞質のなかに入り、解糖の最終段階であるピルビン酸とともにミトコンドリア内部に入っていく。そして、クエン酸回路（ＴＣＡサイクル）を経て、ＮＡＤＨによってプロトン（H^+）と電子（e^-）を先の電子伝達系に運び、最終的にＡＴＰ合成酵素に辿り着いてＡＴＰという生体エネルギーを大量に産生する。

その前になされる細胞質での解糖という反応ではブドウ糖1分子あたり2個のＡＴＰしか生みだせないが、ミトコンドリアでの酸化的リン酸化（オクスフォス：ＯＸＰＨＯＳ）では36個のＡＴＰが産生可能だ。つまり、ＮＡＤは特にミトコンドリアで繰り返される酸化―還元を促すことで、最大限のＡＴＰ産生に貢献しているのだ。

したがって、ヒトはエネルギー源であるＡＴＰの産生に関わるＮＡＤが足りないと、エネルギー不足になってしまい、生き延びられない。また、年を取るとＮＡＤも徐々に減少してしまうので、「それなら、ＮＡＤを増やそう」となり、体内でＮＡＤに変化される前段階の物質「ＮＭＮ（ニコチナマイド・モノ・ニュークレオタイド：β-Nicotinamide Mono

Nucleotide)」を服用することが、世界的に大流行の兆しを見せたのだ。

さあ『脱アセチルNMN』を飲もう

ＮＡＤを増やすには、『脱アセチルＮＭＮ』を飲めばよい。元になるＮＭＮ自体はビタミンＢ３から作られる補酵素で、あらゆる生物が持っている。母乳中にも分泌されるので、私たちはＮＭＮを吸収しながら成長してきたことになる。食物としては枝豆やブロッコリー、アボカドに少量含まれている。

しかし、これまでのサプリメントでは、その吸収率が悪かった。だから、『脱アセチルＮＭＮ』を飲むのである。飲むと10〜15分ぐらいで血液中に現れてくる（だから点滴などでＮＭＮを投与するなど、全く必要はない）。そして血液中に2時間ほど漂ってからスーッと消える。消えた『脱アセチルＮＭＮ』がどこに行くかというと、細胞のなかに吸収されてＮＡＤに変わり、一定量はミトコンドリアの内部構造に入っていく。こうして内服した『脱アセチルＮＭＮ』の９割ほどがＮＡＤに変換される。吸収率もスピードも変換率もずば抜けて高いのだ。

そこで、『脱アセチルＮＭＮ』は、速やかに吸収されてＮＡＤに変化し、「ＮＡＤ依存性ヒストン脱アセチル化酵素（別名サーチュイン酵素）」に働きかける。

そして、この脱アセチル化酵素によってヒストンからアセチル基が取り除かれると、そのヒストンのＤＮＡも巻きを強めて遺伝子はスイッチオフの状態になる（ＤＮＡサイレンシングという）。つまり、不必要なウイルスなどの遺伝情報がＲＮＡに読み取られることもなくなるのだ。したがって、ヒトの生存にとって発現すること自体が好ましくない遺伝子の目覚めを抑制する。

さて、突然のブームになった一般のＮＭＮは、２０２０年３月に厚生労働省が「医薬品」ではなく「食品」としての原材料リストに追加するまで「食薬区分」が未確定であった。しかし、以前から水面下では実験マウスの研究データのみの評価だけで人に飲ませるサプリメント製品を発売するなど、見切り発車する会社がいくつもあったのだ!!

風向きが変わったのは２０２０年4月下旬、雑誌『Endocrine Journal（日本内分泌学会）』に、慶応大学が男性10名に対して行った臨床検討報告が掲載されたこと、そして、筆者も所属する学術団体『ＪＡＡＳ日本アンチエイジング外科学会』の研究部門・ネオエイジング分科会が多数の臨床検討を行い、それに用いた医家専用『脱アセチルＮＭＮ』の安全性評価が完了したからだ。

誤解なきよう、最後に繰り返しお伝えする。『脱アセチルＮＭＮ』は、片頭痛や群発頭痛などの痛みをなくす〝痛み止め〟ではない。「エピゲノム」という〝後天的な遺伝情報〟を変える作用を目的にしたサプリメントだ。食生活を変えると次第に体の調子も変わっていくように、『脱アセチルＮＭＮ』を服用すると徐々にヒストンからアセチル基が取り除かれ、遺伝子の発現が抑制されていく。それには1～2週間という短いスパンではなく、2～3カ月単位の長さが必要だ。そして「あれ？ 最近は片頭痛の発作が出ないな」と、ふと気づく。水痘・帯状疱疹ウイルスの再活性化を抑えたのだ。そんな作用である。

脱アセチル NMN 製剤（医家流通専用）

ヒストン脱アセチル化酵素誘導剤

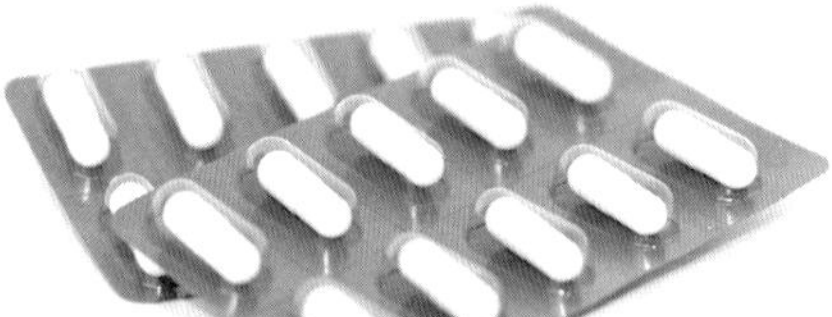

脱アセチル NMN 製剤に《急性期の鎮痛作用はない》
一定期間の摂取により、細胞アイデンティティ喪失を生じたエピジェネティクス環境の改善を目的としたもの。
医師指示にもよるが、3～6カ月程度の継続を要す。

医家専用の『脱アセチルNMN』があらゆる疾患を抑え込む

食い止めることができるのは片頭痛だけではない。前述した三叉神経痛、後頭神経痛、顔面神経麻痺、顔面けいれん、突発性難聴、前庭神経炎、メニエール病、視神経炎も抑え込めるはずだ。

さらに、加齢に伴って発症しはじめる歯周病の痛みにも、効果を発揮するという。

歯周病は口腔内で歯周病菌などの感染が原因となって発症する炎症性疾患だ。ストレスなどの環境因子や、免疫などの宿主因子がその発症や進行に関与すると考えられている。普段は炎症も治まっていて比較的快適に過ごせる歯並びも、ひとたびストレスにさらされると元気な細菌が増えてしまい、痛みを伴う炎症症状がひどくなるという論理だ。

では、なぜ突然に歯周病が悪化して痛みだすのか。実はそれも歯根部に共感染するヘルペスウイルスが、悪さをしていたのだ。つまり、人がストレスや疲労を感じると、ヘルペスウイルスが活性化してしまうからだ。そして、そのヘルペスの活性化が引き金（トリガー）となって、日頃は歯根部の奥深くに潜んでいた歯周病菌が一気に炎症を引き起こす。つまり、口腔内、歯根部に潜伏感染していたウイルスによって、歯周病菌の炎症も燃え上がるように活気づいたため、と考えられる。

日本大学松戸歯学部の発表によれば、歯周病症例の大半で、その唾液や歯肉からヘルペスウイルスが検出される（ＨＨＶ—１、２、４、５、６）。そのなかのＨＨＶ—４（エプスタイン・バール・ウイルス）は日本人成人のほぼ全員が感染しているヘルペスウイルスであり、歯周炎の患者さんから検出されても不思議はないという。

頭が痛すぎる。昼間は痛くなかったのに……片頭痛だと、この時期つらい。痛みひどくなる前にアマージのまないとしばらく落ち着いてた片頭痛。昨日今日と連続して症状が出てきた。昨日は夕方からなって、遅めに薬飲んだらなかなか効かずに眠れなくなりました……昨日は早めに飲んだから少し効いてくれてます。うーー明日からの仕事ちゃんとできるかなぁ……

歯周病原菌が病的な炎症活動をしていなくても、ストレスなどで突然に歯周病が悪化するのは、こうした口腔内に共感染する〝ヘルペスウイルス〟のせいだというのが論理的だ。上述の日大歯学部の調査においても、歯周炎を生じた歯周ポケットの深い部分では歯周病原菌とヘルペスウイルスが共感染していることが確認できた。

そのうえで、歯周病の発症と進行は炎症性サイトカインという物質が関与するのだが、ヘルペスウイルスが活性化して本来の感染細胞ではない歯周組織の細胞と接触すると、炎症性サイトカインが急増してしまうのだ。

ここで、歯周病の発症と進行の誘発因子、つまりトリガー因子は細菌感染によるものではなく、口腔内に共感染していたヘルペスウイルスの活性化により炎症性サイトカインが急増したからであると考えられるのだ。

これまでＨＨＶ―３（水痘・帯状疱疹ウイルス）で説明してきたのと同様に、『脱アセチルＮＭＮ』の服用によって、ヘルペスウイルスの活性化（増殖）を食い止めればよい。それにより、ヘルペスウイルスＤＮＡの脱アセチル化がもたらされ、歯周病症状も抑え込める可能性が高まるからだ。

アルツハイマー病もヘルペスウイルスが原因だった

本書では、片頭痛を中心とした新たな治療法、すなわち水痘・帯状疱疹ウイルスＤＮＡの脱アセチル化がその症状の改善をもたらすことを紹介してきた。そして、その効果は片頭痛に限らず、

・三叉神経痛、後頭神経痛、顔面神経麻痺、顔面けいれん
・突発性難聴、前庭神経炎、メニエール病
・視神経炎

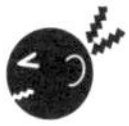

片頭痛がやっと落ち着いた！　日曜日もう終わるやん。とりあえず夕食とお風呂先に済ませて元気だったらワンドロやろかな

夕方頃から電池が切れた感じになって、今は片頭痛が勃発して、レルパックスを飲んだので、こんどこそよく眠れるやろう

そして、歯周病などにも充分に応用可能であることを解説した。

ところが新たに、水痘・帯状疱疹ウイルス、そして同じグループに属する単純ヘルペスウイルス性疾患の研究も判明していたのだ。

それが、高齢者の認知症性疾患で皆が恐れる「アルツハイマー認知症」だ。

せっかくの機会なので、この文末を借りて少し紹介しよう。

Q アルツハイマー認知症のヘルペスウイルス原因説

ヘルペスウイルスがアルツハイマー認知症の原因だ、と解説したのは、東京大学医学部医学科を卒業、その後は海外も含め複数の基幹病院で臨床ならびに研究に従事し、東京都健康長寿医療センター、東京都老人医療センターを歴任した医師である松下《まつした》哲《さとる》氏だ。この松下氏が2021年6月発刊の『認知症のブレインサイエンスとケア――アルツハイマー

認知症は抗ウイルス薬で予防できる――』で、本書と同様のヘルペスウイルス原因説を述べられていた。

この書籍から重要な部分を引用してみよう。

（第一章）アルツハイマー認知症ヘルペスウイルス原因説を支持する根拠

1）ヘルペスウイルスＤＮＡは高齢者の脳に常在し、ストレスや免疫力の低下で増殖を始める。

2）ヘルペスウイルスは側頭葉内側・辺縁系に脳炎を起こす。

3）ウイルスはニューロンに感染すると、分子モータータンパク質の助けを借りて軸索状を高速で移動（逆行）し、増殖する。

4）培養細胞に感染したヘルペスウイルスはＧＳＫ―3酵素とＰＫＡ酵素を活性化してアミロイドβ前駆体ＡＰＰとリン酸化タウの蓄積を促す。いっぽう、ここに抗ウイルス薬を加えるとアミロイドβとリン酸化タウの蓄積を防ぐことができる。

5）ヘルペスウイルス抗体価（抗体の量）と認知症の病状が平衡する。

６）コホート研究でヘルペスウイルス感染症はアルツハイマー認知症のリスクを高める。

などだ（当該書籍１１３ページより抜粋引用）。ほかにも、

・台湾では帯状疱疹ウイルスＶＺＶ感染ののち、「16年間」におよぶ観察期間で、アルツハイマー認知症になる頻度は帯状疱疹を経験しない人の「1.1倍」で、抗ウイルス薬が投与されていると、リスクは半分（０・55倍）になっています。
同じ帯状疱疹でも「角膜炎」として発病する場合は、脳への侵入経路は「三叉神経節」経由になります。この場合ウイルスが「脊髄後根神経節」経由で脳に到達する帯状疱疹と較べて短距離で、ウイルスＶＺＶが脳に達します（当該書籍１１９ページより抜粋引用）。

いかがだろうか。清水医師の発表ならびに本書で再三述べてきた「水痘・帯状疱疹ウイルス」がヒトの体に与える影響と、疾患・目的は異なるものの全く同一の報告がなされて

いたのだ。

こうしたことは、冒頭に例示したプロローグ症例ともオーバーラップするものであり、まさに本書末尾に記載させていただくに相応しい詳述文献であるといえよう。

そして、最後にこの場を借りて一点おことわりをさせていただきたい。

今般、本書で解説した内容は片頭痛への新たな対処法の紹介を試みたものだ。当然、医療に関わる内容であるが故に、そうした成果がすべての人に現れるというものではなく、もちろんながら結果を保証するものでもない。どうか、そうした点を事前ご理解のうえで、日々の診療の一つのヒントとしてお役立ていただければ幸いだ。

改めて、本書に最後までお付き合いいただき、心より御礼を申し上げる。

あとがき

片頭痛、群発頭痛、そして脳神経領域に関わるこれらの疾患群。

たかが頭痛、と思うなかれ……。

このたびは、まさに「怖いもの知らずにも程がある」とばかりに専門外の書籍をしたためることになった。

まったくの門外漢として、別の専門医療を歩んできた自身にとって、まさか頭痛が「これほど怖い」疾患だと思い知ることになろうとは、当初は知る由もなかった。それが、執筆を終えた直後の感想だ。

プロローグで述べたように、10年以上にわたり仕事上で良きお付き合いをしてきた女性に突然降りかかった災難。それが、本書の出版を決断させた大きな理由でもある。

もちろん、その知人が例示した災難に遭わずとも、本書で解説した内容の基礎系・細胞分子生物学的な研究は続けていた。しかし、元はといえば、救命救急と消化器外科を生業とし、医学部の卒業からこれまでに三大学の外科系医局に籍を置き日夜手術に明け暮れる外科医であった。

ただし、少しややこしいのが臨床研究としての「腫瘍免疫学」、学生教育の分野では「基礎系生体構造機能学部門」に携わってきたことだ。そして、現在も「エピジェネティクス」と「エピゲノム医療」に関わり、なかでもヒトゲノムＤＮＡとヒストンタンパクの脱アセチル化研究が４年目を迎えるころに、片頭痛との関連が思わぬ形で融合したのだ。

片頭痛。実はこの治療に詳しい専門医が同窓の仲間にいる。頭痛専門に特化した日本初の頭痛専門クリニックを都内・千駄ヶ谷で開業する丹羽潔医師だ。偶然にも自身の共同研究者・学術責任者が、彼の元に三叉神経痛、片頭痛治療で通院していたのだ。それが本書の共著者であるＥ・Ｆ・ＳＡＴＯ女史だ。当人曰く、「話を最後まできちんと聞いてくれる先生はとても珍しい。ほかの医療機関にありがちな、とにかく〝トリプタン系薬剤を処方して、はい、次!〟といった流れ作業のような診療も一切なさらない」という。そうした良医に巡り会っていた当人だからこそ、今回のテーマは人一倍詳しい。ただ、恥ずかしながら、今回の出版を私からは丹羽医師になにも伝えていない。まさに専門医師に対して、あまりにおこがましいと思った。なにかの偶然で気づかれるのを願いつつ、呆れつつも笑ってもらえれば〝良し！〟と思ってのことだ。

遅ればせながら、まずは共同研究者が日ごろよりお世話になっている東京頭痛クリニック理事長・丹羽潔氏に心より御礼と感謝を申し上げる。

そして、現在もネオエイジング分科会として共同研究をいただいている一般社団法人ＪＡＡＳ日本アンチエイジング外科学会会長（兼）東京皮膚科形成外科／総院長・池田欣生先生、公立大学法人横浜市立大学医学部臨床教授（兼）聖心美容クリニック／統括院長・鎌倉達郎先生、ネオエイジング分科会主幹（兼）東京美容外科東京銀座院／院長・藤林万里子先生、ＪＡＡＳ日本アンチエイジング外科学会／事務局長・岡野英男様、併せてネオエイジング分科会にご登録・協力を賜った日本全国２２４医療機関（２０２１年９月１日現在）の諸先生方に心より御礼と感謝を申し上げたい。

加えて、今般の貴重な症例に対し開発コード〝メトセラ〟の名のもとに医家専用の『脱アセチルＮＭＮ』の共同開発コーディネートに奔走いただいたＰＲＳＳ・Ｊａｐａｎ株式会社／取締役社長・世良綾嗣様と、ネオエイジング分科会・ネオエイジング事務局／加藤綾子様、三谷翼様、小松和恵様に心から感謝の意を申し上げる。

そして、当初より医学ディスカッション協力を賜った外科医局同門の日本橋レディースクリニック／院長・馬場真木子先生、マリーゴールドクリニック／院長・山口トキコ先生、聖心美容クリニック東京院／伊藤康平先生、牧野陽二郎先生、光伸メディカルクリニック／院長・中村光伸先生、東京トータル美容クリニック／院長・久保田全先生、医療法人社団祥濤会　道躰クリニック／理事長・道躰祥一郎先生、銀座並木通りさゆみ矯正歯科デンタルクリニック81／院長・坂本紗有見先生、ブレスデンタルクリニック／院長・中村朋美先生、株式会社メディクルード／河上早苗様、阿部真衣様、東京皮膚科形成外科／堀友美様、会川太郎様、高安希美様、株式会社財界研究所監査役／金光明様、株式会社ケセラデータサービス代表取締役／鈴木秀喜様、フォトグラファー／野口萌奈美様、ビデオグラファー／木谷哲様に心より感謝申し上げる。
最後にパートナー協力いただいた前田裕一様、寺垣俊介先生、内城太郎様、冨田タカ子様、田村加菜子様、山岸礼佳様、岡本愛様、峯岸伸子様、加藤麻由子様、志賀榮氏にこの場を借りて御礼申し上げる。

２０２１年10月吉日

ＪＡＡＳ日本アンチエイジング外科学会

ネオエイジング分科会・学術顧問

医療法人社団東京ＭＩＴ・理事長

宇野克明

◉参考文献

1）ヘルペスウイルス研究の歴史　西山幸廣（Ｐ7～）ヘルペスウイルス学　―基礎・臨床研究の進歩―
２００６年　株式会社日本臨牀社

2）ヘルペスウイルスの分類　山田雅夫（Ｐ13～）ヘルペスウイルス学　―基礎・臨床研究の進歩―
２００６年　株式会社日本臨牀社

3）ヘルペスウイルスの組織親和性　磯村寛樹（Ｐ24～）ヘルペスウイルス学　―基礎・臨床研究の進歩―
２００６年　株式会社日本臨牀社

4）ヘルペスウイルス感染症　ヘルペスウイルスの感染と増殖機構　吉山裕規（Ｐ43～）ヘルペスウイルス学
―基礎・臨床研究の進歩―　２００６年　株式会社日本臨牀社

5）ヘルペスウイルス感染症　診断・治療・予防　ワクチンと治療薬　白木公康（Ｐ59～）ヘルペスウイルス学
―基礎・臨床研究の進歩―　２００６年　株式会社日本臨牀社

6）ヘルペスウイルス感染症　各科領域でのヘルペスウイルス感染症　小児科領域　須賀定雄（Ｐ65～）
ヘルペスウイルス学　―基礎・臨床研究の進歩―　２００６年　株式会社日本臨牀社

7）ヘルペスウイルス感染症　各科領域でのヘルペスウイルス感染症　耳鼻咽喉科領域　村上信五（Ｐ69～）
ヘルペスウイルス学　―基礎・臨床研究の進歩―　２００６年　株式会社日本臨牀社

8）ヘルペスウイルス感染症　各科領域でのヘルペスウイルス感染症　眼科領域　下村嘉一（Ｐ86～）

ヘルペスウイルス学　―基礎・臨床研究の進歩―　２００６年　株式会社日本臨牀社
9）ヘルペスウイルス感染症　各科領域でのヘルペスウイルス感染症　口腔外科領域　由良義明（Ｐ90～）
ヘルペスウイルス学　―基礎・臨床研究の進歩―　２００６年　株式会社日本臨牀社
10）ヘルペスウイルス感染症　各科領域でのヘルペスウイルス感染症　皮膚科領域　本田まりこ（Ｐ95～）
ヘルペスウイルス学　―基礎・臨床研究の進歩―　２００６年　株式会社日本臨牀社
11）αヘルペスウイルスの分子生物学　αヘルペスウイルスの構造と分類　吉田まり子（Ｐ１２１～）
ヘルペスウイルス学　―基礎・臨床研究の進歩―　２００６年　株式会社日本臨牀社
12）αヘルペスウイルスの分子生物学　ＶＺＶの遺伝子とその産物　奥野壽臣（Ｐ１３３～）
ヘルペスウイルス学　―基礎・臨床研究の進歩―　２００６年　株式会社日本臨牀社
13）αヘルペスウイルスの分子生物学　ＨＳＶの増殖機構　川口寧（Ｐ１４０～）ヘルペスウイルス学
―基礎・臨床研究の進歩―　２００６年　株式会社日本臨牀社
14）αヘルペスウイルスの分子生物学　αヘルペスウイルスの成熟機構と軸索内輸送　腰塚哲朗（Ｐ１４５～）
ヘルペスウイルス学　―基礎・臨床研究の進歩―　２００６年　株式会社日本臨牀社
15）αヘルペスウイルスの分子生物学　αヘルペスウイルス感染と細胞内シグナル伝達　荒尾雄二郎（Ｐ１５９～）
ヘルペスウイルス学　―基礎・臨床研究の進歩―　２００６年　株式会社日本臨牀社
16）αヘルペスウイルスに対する宿主応答　ＨＳＶ感染とアポトーシス　山崎尚（Ｐ１６７～）
ヘルペスウイルス学　―基礎・臨床研究の進歩―　２００６年　株式会社日本臨牀社
17）αヘルペスウイルスに対する宿主応答　ＨＳＶに対する免疫応答　鍵本香子（Ｐ１７８～）

ヘルペスウイルス学　―基礎・臨床研究の進歩―　２００６年　株式会社日本臨牀社

18）αヘルペスウイルス感染症発症機構　αヘルペスウイルスの潜伏感染と再活性化機構　皆川洋子（Ｐ１９２～）ヘルペスウイルス学　―基礎・臨床研究の進歩―　２００６年　株式会社日本臨牀社

19）αヘルペスウイルス感染症の疫学　ＶＺＶ感染症の疫学　須賀定雄（Ｐ２２１～）ヘルペスウイルス学　―基礎・臨床研究の進歩―　２００６年　株式会社日本臨牀社

20）αヘルペスウイルス感染症　水痘　庵原俊昭（Ｐ２５６～）ヘルペスウイルス学　―基礎・臨床研究の進歩―　２００６年　株式会社日本臨牀社

21）αヘルペスウイルス感染症　帯状疱疹　吉田正己（Ｐ２６０～）ヘルペスウイルス学　―基礎・臨床研究の進歩―　２００６年　株式会社日本臨牀社

22）αヘルペスウイルス感染症　髄膜炎　中嶋秀人（Ｐ２７２～）ヘルペスウイルス学　―基礎・臨床研究の進歩―　２００６年　株式会社日本臨牀社

23）αヘルペスウイルス感染症　帯状疱疹後神経痛　宮崎東洋（Ｐ２８５～）ヘルペスウイルス学　―基礎・臨床研究の進歩―　２００６年　株式会社日本臨牀社

24）αヘルペスウイルス感染症の治療と予防　水痘ワクチン　神谷齊（Ｐ３２１～）ヘルペスウイルス学　―基礎・臨床研究の進歩―　２００６年　株式会社日本臨牀社

25）βヘルペスウイルスの分子生物学　ＨＨＶ―６、ＨＨＶ―７の遺伝子とその産物　森康子（Ｐ３８６～）ヘルペスウイルス学　―基礎・臨床研究の進歩―　２００６年　株式会社日本臨牀社

26）βヘルペスウイルスの分子生物学　βヘルペスウイルスの感染と増殖機構　田中淳之（Ｐ４００～）

ヘルペスウイルス学　―基礎・臨床研究の進歩―　２００６年　株式会社日本臨牀社
27）βヘルペスウイルスに対する宿主応答　CMV感染における免疫応答　野田敏司（P４０４〜）
ヘルペスウイルス学　―基礎・臨床研究の進歩―　２００６年　株式会社日本臨牀社
28）βヘルペスウイルス感染症　突発性発疹症　須賀定雄（P４７２〜）ヘルペスウイルス学
―基礎・臨床研究の進歩―　２００６年　株式会社日本臨牀社
29）γヘルペスウイルスの分子生物学　EBVの遺伝子とその産物　清水則夫（P５３１〜）
ヘルペスウイルス学　―基礎・臨床研究の進歩―　２００６年　株式会社日本臨牀社
30）γヘルペスウイルスの分子生物学　EBVの感染と増殖機構　西連寺剛（P５４３〜）ヘルペスウイルス学
―基礎・臨床研究の進歩―　２００６年　株式会社日本臨牀社
31）見逃してはならない　頭痛診療チェックポイント　下村登規夫　２０１４年　医学と看護社
32）迷わない！見逃さない！頭痛診療の極意　竹島多賀夫　２０１４年　丸善出版
33）頭痛治療薬の考え方、使い方　竹島多賀夫　２０１４年　中外医学社
34）EBウイルスの感染様式とがん　２０１４年　村田貴之　ウイルス第64巻　第1号
35）「片頭痛」からの卒業　坂井文彦　２０１８年　講談社
36）脳が老いない世界一シンプルな方法　久賀谷亮　２０１８年　ダイヤモンド社
37）つむじまがりの神経科学講義　小倉明彦　２０２０年　晶文社
38）ワクチン・レース　ウイルス感染症と戦った、科学者、政治家、そして犠牲者たち　メレディス・ワッドマン
佐藤由樹子　翻訳　２０２０年　羊土社

39）ＢＩＲＴＨ　いのちの始まりを考える講義　スコット・ギルバート他　阿久津英憲・監訳　王子玲子・翻訳
２０２０年　羊土社

40）人類は感染症とともに生きていく　学校では教えてくれないパンデミックとワクチンの現代史
ミーラ・センティリンガム　石黒千秋・翻訳　２０２１年　羊土社

41）認知症のブレインサイエンスとケア　アルツハイマー認知症は抗ウイルス薬で予防できる　松下哲
２０２１年　かまくら春秋社

42）日本頭痛学会ニュースレター

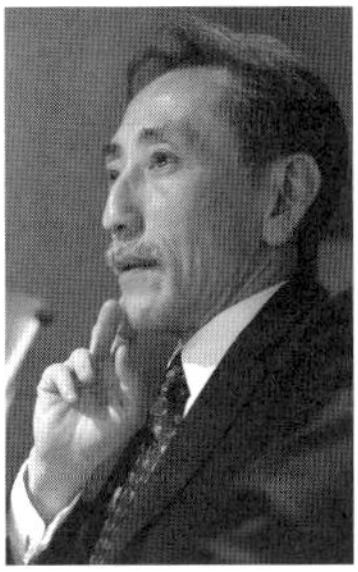

■宇野克明（うの・かつあき）

医師・医学博士（外科・腫瘍免疫学・細胞生物学）。1986年東海大学医学部卒業。（臨床・研究歴）86年東京女子医科大学第二外科、88年杏林大学医学部第一外科、2001年東海大学医学部外科、04年哈爾浜医科大学名誉教授。（現職）14年医療法人社団東京MITクリニック理事長・院長に就任。ケセラパートナーズ代表兼任。紺綬褒章（2016～2021年）。著書は『若化！　医師が見つけた若返る３つの魔法』（ごま書房新社）ほか多数。

■E.F.SATO（いー・えふ・さとう）

2008年、ケセラパートナーズとして各種の医薬品・サプリメント類の開発を担当。

2012年より医療法人社団東京ＭＩＴ学術研究室長（兼任）。

2019年、ＪＡＳＳ日本アンチエイジング外科学会『ネオエイジング分科会』（学術兼任）。

上記それぞれの業務に携わりつつ、2021年に執筆活動を開始。

脱アセチルとヘルペス対策で

片頭痛が消えた！

2021年10月20日　初版第１刷発行

著　者　　宇野克明
E.F.SATO
発　行　　フォルドリバー
発行／発売　株式会社ごま書房新社
〒102-0072
東京都千代田区飯田橋三丁目4番6号　新都心ビル4階
TEL：03-6910-0481
FAX：03-6910-0482
http://gomashobo.com/

印刷・製本　精文堂印刷株式会社

ISBN978-4-341-08799-9